# CARB CYCLING POUR MAIGRIR

LE RÉGIME COMPLET & LIVRE DE RECETTES POUR BRÛLER LES GRAISSES, CONSTRUIRE DU MUSCLE ET AUGMENTER L'ÉNERGIE AVEC DES RECETTES SAVOUREUSES

Mallory Garceau

## Dédicace

À ceux qui se lancent dans un voyage de transformation et de découverte de soi, Ce livre est dédié à tous les individus qui ont osé prendre en main leur santé et leur bien-être. Aux guerriers du changement, aux chercheurs d'équilibre et aux champions de la persévérance — puissiez-vous trouver dans ces pages les conseils et l'inspiration dont vous avez besoin pour atteindre vos objectifs. À ma famille et à mes amis, pour leur soutien et leur encouragement indéfectibles, et à mes mentors et enseignants, qui ont partagé la sagesse qui a rendu ce travail possible. Et enfin, à tous ceux qui croient au pouvoir de la nutrition et à la résilience de l'esprit humain — ce livre est pour vous.

Copyright ©2024 PAR Mallory Garceau Tous droits réservés. Aucune partie de ce livre ne peut être reproduite, distribuée ou transmise sous aucune forme ni par aucun moyen, y compris la photocopie, l'enregistrement ou d'autres méthodes électroniques ou mécaniques, sans l'autorisation écrite préalable de l'éditeur, sauf dans le cas de courtes citations incluses dans des critiques et certains autres usages non commerciaux autorisés par la loi sur le droit d'auteur.

## Introduction

- Qu'est-ce que le cyclage des glucides et comment fonctionne-t-il pour la perte de poids ?
- Les bienfaits du cyclage des glucides pour la perte de poids
- Qui peut bénéficier du cyclage des glucides ?
- Comprendre les macronutriments (glucides, protéines, lipides) et leur rôle dans le cyclage des glucides

## Partie 1 : Les bases et la planification du cyclage des glucides

- Chapitre 1 : Créer votre plan de cyclage des glucides personnalisé (jours faibles, moyens, élevés en glucides)

    - Facteurs à considérer

    - Exemples de plans de cyclage des glucides pour différents besoins

- Chapitre 2 : Composer vos repas de cyclage des glucides

    - Importance de l'équilibre des macronutriments et du contrôle des portions

    - Choisir des sources de glucides saines

    - Considérations sur les protéines et les lipides pour chaque niveau de glucides

- Chapitre 3 : Approvisionner votre cuisine pour réussir le cyclage des glucides

    - Incontournables du garde-manger pour chaque niveau de glucides

    - Guide des produits frais pour le cyclage des glucides

    - Conseils pour la préparation des repas pour le cyclage des glucides

## Partie 2 : Recettes pour le cyclage des glucides

### Recettes pour les jours faibles en glucides :

- Chapitre 4 : Idées de petits déjeuners faibles en glucides
- Chapitre 5 : Options de déjeuners faibles en glucides
- Chapitre 6 : Délices pour dîners faibles en glucides
- Bonus : Desserts faibles en glucides

**Recettes pour les jours moyens en glucides:**

- Chapitre 7 : Choix de petits déjeuners moyens en glucides
- Chapitre 8 : Inspirations pour déjeuners moyens en glucides
- Chapitre 9 : Idées de dîners moyens en glucides
- Bonus : Desserts moyens en glucides

**Recettes pour les jours élevés en glucides:**

- Chapitre 10 : Options de petits déjeuners élevés en glucides
- Chapitre 11 : Inspirations pour déjeuners élevés en glucides
- Chapitre 12 : Délices pour dîners élevés en glucides
- Bonus : Collations et desserts élevés en glucides

**Partie 3 : Conseils de mode de vie cyclique des glucides**

- Chapitre 13 : Rester hydraté pendant le cyclage des glucides
- Chapitre 14 : Importance de l'exercice pour réussir la perte de poids avec le cyclage des glucides
- Chapitre 15 : Idées de collations saines et leurs recettes pour chaque niveau de glucides
- Chapitre 16 : Gérer les envies de glucides lors des jours faibles en glucides
- Chapitre 17 : Exemples de plans de repas de cyclage des glucides pour une semaine
- Chapitre 18 : Conclusion : Réussite à long terme avec le cyclage des glucides pour la perte de poids

# INTRODUCTION

## Qu'est-ce que le cyclage des glucides et comment fonctionne-t-il pour la perte de poids?

Essayez-vous de perdre du poids mais ne savez pas comment vous y prendre ? Avez-vous compté les calories de manière cohérente sans voir les résultats escomptés ? Eh bien, ne vous inquiétez plus ! Dans les rues animées d'une ville vivante, au milieu de l'agitation de la vie quotidienne, Emma se trouve à un carrefour—un lieu familier, mais rempli d'incertitudes et de possibilités. Comme beaucoup de personnes en quête d'une meilleure santé, elle a essayé d'innombrables régimes, chacun promettant des solutions rapides et des résultats instantanés. Mais en se tenant ici aujourd'hui, elle sait que la véritable transformation nécessite plus que de simples changements temporaires—elle nécessite une approche durable qui nourrit à la fois le corps et l'esprit. Aujourd'hui, nous plongeons dans le monde des recettes de cyclage des glucides pour la perte de poids, une stratégie qui pourrait bien être la pièce manquante de votre puzzle.

Mais avant de plonger dans l'univers des recettes, voyons ce qu'est réellement le cyclage des glucides. Imaginez votre corps comme une voiture—il a besoin de carburant pour fonctionner, et ce carburant se présente sous forme de macronutriments : glucides, protéines et lipides. Le cyclage des glucides est comme un jeu stratégique avec ces macronutriments, en se concentrant spécifiquement sur les glucides. Voici l'essentiel : en modifiant stratégiquement votre apport en glucides au cours de la semaine (jours riches en glucides, moyens en glucides et faibles en glucides), vous pouvez potentiellement tromper votre corps pour qu'il brûle plus de graisses pour l'énergie.

Maintenant, comment cela se traduit-il par une perte de poids ? Eh bien, lors des jours faibles en glucides, les réserves de glycogène de votre corps (sa réserve préférée de glucides) s'épuisent. Cela peut inciter votre corps à puiser dans les réserves de graisse pour l'énergie, ce qui peut conduire à une perte de graisse potentielle. Les jours riches en glucides, en revanche, reconstituent ces réserves de glycogène, vous donnant le coup de fouet énergétique dont vous avez besoin pour réussir vos entraînements et construire du muscle. Le muscle, à son tour, vous aide à brûler plus de calories au repos—un autre avantage pour la perte de poids.

## Les bienfaits du cyclage des glucides pour la perte de poids

Alors qu'elle se plonge dans le monde du cyclage des glucides, Emma découvre de nombreux avantages, chacun témoignant du pouvoir transformateur de cette approche diététique.

**1. Perte de graisse durable**: Contrairement aux régimes traditionnels qui imposent des restrictions caloriques strictes, le cyclage des glucides offre une approche flexible et durable de la perte de poids. En alternant stratégiquement entre des jours riches en glucides, des jours modérés en glucides et des jours faibles en glucides, les individus peuvent optimiser la perte de graisse tout en préservant la masse musculaire maigre—une combinaison gagnante pour le succès à long terme.

**2. Amélioration de la flexibilité métabolique:** L'un des principaux avantages du cyclage des glucides est sa capacité à améliorer la flexibilité métabolique—la capacité du corps à passer efficacement de la combustion des glucides à celle des graisses comme source d'énergie. En exposant le corps à des niveaux variés de glucides, le cyclage des glucides entraîne le métabolisme à s'adapter à différentes sources d'énergie, favorisant ainsi une meilleure combustion des graisses et une santé métabolique globale améliorée.

**3. Niveaux d'énergie améliorés:** Emma découvre rapidement que le cyclage des glucides ne consiste pas seulement à réduire les glucides—il s'agit de les consommer de manière stratégique pour alimenter ses séances d'entraînement et ses activités quotidiennes. Les jours riches en glucides, elle bénéficie d'un regain d'énergie, ce qui lui permet de réaliser des séances d'entraînement intenses sans difficulté. Les jours modérés et faibles en glucides, elle puise dans les réserves de graisse de son corps, maintenant des niveaux d'énergie stables sans les chutes et les fringales souvent associées aux régimes traditionnels à faible teneur en calories.

**4. Préservation de la masse musculaire maigre**: L'un des plus grands problèmes des régimes traditionnels restrictifs en calories est le risque de perte musculaire.

Mais avec le cyclage des glucides, Emma apprend qu'elle peut "avoir le gâteau et le manger aussi"—littéralement. En donnant la priorité à l'apport en protéines et en chronométrant stratégiquement sa consommation de glucides, elle est capable de préserver sa masse musculaire durement acquise tout en perdant de la graisse corporelle indésirable—un véritable atout pour quiconque cherche à obtenir une silhouette plus mince et plus tonique.

**5. Équilibre hormonal**: Alors qu'Emma plonge plus profondément dans la science du cyclage des glucides, elle découvre ses profonds effets sur la régulation hormonale. En manipulant l'apport en glucides, le cyclage des glucides aide à réguler les niveaux d'insuline, à optimiser la fonction thyroïdienne et à favoriser la production de hormones clés impliquées dans le métabolisme des graisses—une trifecta d'avantages pour quiconque cherche à équilibrer ses hormones et à soutenir ses objectifs de perte de poids.

**6. Flexibilité et plaisir:** Peut-être l'avantage le plus surprenant du cyclage des glucides est sa flexibilité et son plaisir. Contrairement aux régimes restrictifs qui laissent Emma se sentir privée et frustrée, le cyclage des glucides lui permet de profiter d'une grande variété d'aliments, y compris ses glucides préférés, avec modération. Avec une gamme diversifiée de recettes de cyclage des glucides à portée de main, Emma découvre que manger pour perdre du poids ne doit pas être fade ou ennuyeux—cela peut être délicieux, satisfaisant et vraiment plaisant.

## Qui peut bénéficier du cyclage des glucides?

Alors, qui peut bénéficier du cyclage des glucides? Les athlètes et les amateurs de fitness qui veulent optimiser leurs performances et leur composition corporelle peuvent trouver le cyclage des glucides particulièrement utile. Mais même si vous n'êtes pas un habitué de la salle de sport, le cyclage des glucides peut toujours être un outil précieux si vous cherchez à perdre du poids de manière durable tout en vous permettant de profiter d'une variété de délicieux aliments.

## Comprendre les macronutriments (glucides, protéines, lipides) et leur rôle dans le cyclage des glucides

Maintenant, la clé pour que le cyclage des glucides fonctionne pour vous est de comprendre ces macronutriments—les glucides, les protéines et les lipides. Pensez à eux comme les ingrédients de votre recette de perte de poids. Alors qu'Emma réfléchit à son parcours, elle réalise que le cyclage des glucides n'est pas seulement un régime—c'est un mode de vie, une philosophie, un voyage vers une meilleure santé et un bien-être. Avec ses innombrables avantages, le cyclage des glucides offre une feuille de route vers une perte de poids durable, permettant à des individus comme Emma de prendre le contrôle de leur santé, de transformer leur corps et de vivre leur meilleure vie.

Nous plongerons plus en profondeur dans leurs rôles dans les chapitres à venir, mais pour l'instant, souvenez-vous simplement que les glucides fournissent de l'énergie, les protéines aident à construire et à réparer les muscles, et les lipides vous gardent rassasié et fournissent une énergie durable. Le cyclage des glucides consiste à trouver le bon équilibre entre ces trois ingrédients pour atteindre vos objectifs de perte de poids. Alors, êtes-vous prêt à découvrir le potentiel du cyclage des glucides pour la perte de poids ? Êtes-vous prêt à vous lancer dans un voyage vers un vous plus sain et plus heureux ? Attachez vos ceintures, car dans les chapitres à venir, nous explorerons de délicieuses recettes pour chaque niveau de glucides, fournirons des conseils pour planifier vos repas et vous donnerons les outils nécessaires pour faire du cyclage des glucides une histoire de réussite dans votre propre parcours de perte de poids.

# PARTIE 1
# LES BASES ET LA PLANIFICATION DU CYCLAGE DES GLUCIDES

# CHAPITRE 1
## CRÉER VOTRE PLAN PERSONNALISÉ DE CYCLAGE DES GLUCIDES : JOURS FAIBLES, MOYENS ET ÉLEVÉS EN GLUCIDES

Le cyclage des glucides est une stratégie diététique conçue pour optimiser la perte de graisse, le gain musculaire et la santé métabolique globale en alternant entre des jours faibles, moyens et élevés en glucides tout au long de la semaine. Voici un guide pour vous aider à créer un plan de cyclage des glucides personnalisé qui correspond à vos objectifs spécifiques et à votre mode de vie.

## Facteurs à considérer

### 1. Niveau d'activité

Votre niveau d'activité physique est crucial pour déterminer votre apport en glucides pour différents jours. Plus vous êtes actif, plus vous aurez besoin de glucides pour alimenter vos entraînements et votre récupération.

- Haute activité: Les entraînements intenses, comme la musculation lourde, l'entraînement par intervalles à haute intensité (HIIT) ou les sports d'endurance, nécessitent un apport élevé en glucides pour reconstituer les réserves de glycogène et fournir de l'énergie.

- Activité modérée: L'exercice régulier, y compris le cardio à intensité modérée ou l'entraînement en force, nécessite une approche équilibrée avec un apport modéré en glucides.

- Faible activité: Les jours sédentaires, l'exercice léger ou les jours de repos nécessitent un apport en glucides plus faible, car la demande en énergie est moindre.

### 2. Objectifs de perte de poids

Vos objectifs de perte de poids influenceront la structure de votre plan de cyclage des glucides. Comprendre vos objectifs spécifiques aidera à adapter votre plan de manière efficace.

- Perte de poids agressive: Si votre objectif est une perte de poids rapide, vous pouvez incorporer davantage de jours faibles en glucides et moins de jours élevés en glucides pour maximiser la combustion des graisses.

- Perte de poids modérée: Une approche équilibrée avec un mélange de jours faibles, moyens et élevés en glucides peut aider à obtenir une perte de poids régulière sans compromettre les niveaux d'énergie.
- Maintien du poids ou gain musculaire: Pour ceux qui visent à maintenir leur poids actuel ou à construire du muscle, inclure plus de jours moyens et élevés en glucides peut soutenir la croissance musculaire et la récupération tout en maintenant la santé globale.

### 3. Évaluation du régime de base

Évaluer votre régime alimentaire actuel vous aide à comprendre votre point de départ. Cela implique de suivre votre apport quotidien typique en glucides, protéines et lipides. Avoir une vision claire de votre régime actuel permet des ajustements plus précis dans votre plan de cyclage des glucides.

### 4. Composition corporelle et métabolisme

Les différences individuelles dans la composition corporelle et le taux métabolique peuvent influencer la façon dont votre corps réagit aux différents niveaux de glucides.

- Composition corporelle: La masse musculaire maigre et le pourcentage de graisse corporelle peuvent affecter l'efficacité avec laquelle votre corps utilise les glucides. Plus de masse musculaire nécessite généralement un apport plus élevé en glucides.
- Taux métabolique: Les personnes avec un métabolisme plus rapide peuvent avoir besoin de plus de glucides pour maintenir leurs niveaux d'énergie, tandis que celles avec un métabolisme plus lent peuvent bénéficier d'un apport plus faible en glucides pour favoriser la perte de graisse.

### 5. Sensibilité à l'insuline

La sensibilité à l'insuline varie parmi les individus et peut impacter la façon dont votre corps traite les glucides.

- Haute sensibilité à l'insuline: Si vous avez une haute sensibilité à l'insuline, votre corps utilise efficacement les glucides pour l'énergie, ce qui peut permettre un apport plus élevé en glucides.

- **Faible sensibilité à l'insuline:** Les personnes ayant une sensibilité à l'insuline plus faible peuvent bénéficier d'un apport réduit en glucides pour éviter les pics de glycémie et favoriser la perte de graisse.

## 6. Préférences personnelles et mode de vie

Vos préférences personnelles et votre mode de vie doivent également être pris en compte pour s'assurer que le plan de cyclage des glucides soit durable et agréable.

- Préférences alimentaires: Intégrez des aliments que vous appréciez pour rendre le plan plus durable.
- Moment des repas: Alignez votre apport en glucides avec votre emploi du temps quotidien et les heures d'entraînement pour des niveaux d'énergie optimaux.
- Flexibilité: Prévoyez de la flexibilité pour s'adapter aux événements sociaux, aux voyages et à d'autres facteurs de style de vie.

## Plans de cyclage des glucides pour différents besoins

### Plan 1: Perte de poids avec activité modérée (accent sur les jours faibles en glucides)

- Jours faibles en glucides (3): 20-50 grammes de glucides par jour. Misez sur les protéines et les graisses saines pour vous sentir rassasié et soutenir la combustion des graisses. Pensez à des sources de protéines maigres comme le poulet grillé ou le poisson avec des légumes et des graisses saines comme l'avocat ou les noix.
- Jours moyens en glucides (2): 100-150 grammes de glucides par jour. Priorisez ces jours autour des entraînements à intensité modérée pour une énergie soutenue. Des pâtes complètes avec des protéines maigres et une salade ou un bol de riz brun avec des légumes sont de bonnes options.
- Jour élevé en glucides (1): 150+ grammes de glucides par jour. Placez stratégiquement ce jour autour de votre entraînement le plus intense pour une performance optimale et une récupération musculaire. Optez pour des glucides complexes comme la patate douce, le quinoa ou les flocons d'avoine avec des fruits.

## Plan 2: Gain musculaire avec activité élevée (accent sur les jours moyens et élevés en glucides)

- Jours faibles en glucides (1): 20-50 grammes de glucides par jour. Placez stratégiquement ce jour comme un jour de repos pour permettre à votre corps de récupérer pleinement des entraînements de musculation.

- Jours moyens en glucides (2): 100-150 grammes de glucides par jour. Ces jours fournissent une énergie soutenue pour les activités quotidiennes et soutiennent la récupération musculaire. Pensez à des sources de protéines maigres comme le blanc de poulet avec du riz brun et des légumes ou un smoothie protéiné avec des baies et des épinards.

- Jours élevés en glucides (2): 150+ grammes de glucides par jour. Planifiez ces jours autour de vos entraînements les plus intenses pour une performance optimale et une croissance musculaire. Choisissez des glucides complexes comme des pâtes complètes avec des légumes et une sauce protéinée maigre ou du saumon avec de la patate douce rôtie et des asperges.

N'oubliez pas, ce ne sont que des exemples. Vous pouvez ajuster le nombre de jours pour chaque niveau de glucides en fonction de vos besoins individuels et de vos progrès.

## Affiner votre plan

Créer un plan de cyclage des glucides n'est pas une approche universelle. Suivez vos progrès et ajustez votre plan en fonction de vos niveaux d'énergie, de vos performances à l'entraînement et de votre bien-être général. Voici quelques conseils pour affiner votre plan:

**Écoutez votre corps**: Faites attention à comment vous vous sentez les jours de différents niveaux de glucides et apportez les ajustements nécessaires.

**Restez hydraté**: Assurez-vous de boire beaucoup d'eau, surtout les jours riches en glucides lorsque votre corps a besoin de plus de fluides pour traiter l'apport accru en glucides.

**Surveillez vos progrès**: Suivez votre poids, vos mesures corporelles et vos performances à l'entraînement pour évaluer l'efficacité de votre plan de cyclage des glucides.

**Soyez flexible**: Adaptez votre plan en fonction de votre mode de vie et des changements dans vos niveaux d'activité ou vos objectifs.

## CHAPITRE 2

## CONSTRUIRE VOS REPAS DE CYCLAGE DES GLUCIDES

Créer des repas efficaces pour le cyclage des glucides implique plus que de simplement ajuster votre apport en glucides. Cela nécessite une approche équilibrée des macronutriments et du contrôle des portions, une sélection minutieuse des sources de glucides et la prise en compte des apports en protéines et en graisses pour chaque niveau de glucides. Voici un guide complet pour construire vos repas de cyclage des glucides.

### Importance de l'équilibre des macronutriments et du contrôle des portions

L'équilibre des macronutriments est essentiel pour garantir que votre corps reçoit les nutriments nécessaires pour l'énergie, la réparation musculaire et la santé globale. Le contrôle des portions aide à gérer l'apport calorique, ce qui est crucial pour atteindre les objectifs de perte de poids ou de gain musculaire.

### Ratios des macronutriments

- Jours faibles en glucides: 10-20% des calories quotidiennes totales provenant des glucides, avec des pourcentages plus élevés de protéines et de graisses.
- Jours moyens en glucides: 30-40% des calories quotidiennes totales provenant des glucides, avec des quantités équilibrées de protéines et de graisses.
- Jours élevés en glucides: 50-60% des calories quotidiennes totales provenant des glucides, avec des quantités modérées de protéines et un apport plus faible en graisses.

### Conseils pour le contrôle des portions

- Utilisez des assiettes plus petites pour aider à contrôler les portions.
- Mesurez vos aliments pour garantir des portions précises, surtout avec les aliments riches en calories.
- Faites attention aux signaux de faim et de satiété pour éviter de trop manger.
- Priorisez les aliments entiers riches en nutriments plutôt que les aliments transformés qui peuvent être riches en calories et pauvres en nutriments.

## Choisir des sources de glucides saines (glucides complexes vs simples)

Sélectionner les bons types de glucides est crucial pour maintenir des niveaux de sucre sanguin stables et fournir une énergie soutenue.

### Glucides complexes

Les glucides complexes sont préférés les jours moyens et élevés en glucides en raison de leur digestion lente et de leur libération d'énergie progressive.

- Céréales complètes: Riz brun, quinoa, pâtes complètes, avoine.
- Légumes féculents: Patates douces, courge, maïs.
- Légumineuses: Haricots, lentilles, pois chiches.
- Fruits: Baies, pommes, oranges, bananes (avec modération).

### Glucides simples

Les glucides simples doivent être limités car ils peuvent provoquer des pics rapides de sucre sanguin et des baisses d'énergie.

- Céréales raffinées: Pain blanc, pâtisseries, céréales sucrées.
- Aliments sucrés: Bonbons, sodas, desserts.
- Collations transformées: Chips, crackers avec sucres ajoutés.

## Considérations sur les protéines et les graisses pour chaque niveau de glucides

Équilibrer l'apport en protéines et en graisses avec vos niveaux de glucides est crucial pour maintenir la masse musculaire, soutenir les fonctions métaboliques et assurer la satiété.

### Jours faibles en glucides

Protéines: Concentrez-vous sur des protéines de haute qualité et maigres pour soutenir la maintenance et la réparation musculaire.

- Sources: Poitrine de poulet, dinde, bœuf maigre, poisson, tofu, yaourt grec, œufs.

Graisses: Les graisses saines fournissent de l'énergie et soutiennent les fonctions hormonales, ce qui est particulièrement important lorsque l'apport en glucides est faible.

- Sources: Avocat, noix, graines, huile d'olive, huile de coco, poissons gras (comme le saumon).

Exemple de repas:

- Petit-déjeuner: Œufs brouillés avec des épinards et de l'avocat.
- Déjeuner: Salade de poulet grillé avec des feuilles de laitue mélangées, des concombres et une vinaigrette à l'huile d'olive.
- Dîner: Saumon au four avec des asperges et une portion de choux de Bruxelles rôtis.

**Jours moyens en glucides**

Protéines: Maintenez un apport équilibré en protéines pour soutenir la maintenance musculaire et la récupération.

- Sources: Similaires aux jours faibles en glucides, en incluant une variété de viandes maigres, de produits laitiers et de protéines végétales.

Graisses: Apport modéré en graisses pour équilibrer les besoins énergétiques et l'absorption des nutriments.

- Sources: Similaires aux jours faibles en glucides mais en portions légèrement plus petites pour laisser de la place pour plus de glucides.

Exemple de repas:

- Petit-déjeuner: Yaourt grec avec une poignée de granola, des baies mélangées et un filet de miel.
- Déjeuner: Bol de quinoa et de dinde avec des feuilles de laitue mélangées et des légumes colorés.
- Dîner: Blanc de poulet grillé avec des quartiers de patate douce et du brocoli vapeur.

## Jours élevés en glucides

Protéines: Apport modéré en protéines pour assurer la réparation musculaire sans éclipser l'apport en glucides.

- Sources: Protéines maigres telles que le poulet, la dinde, le poisson, les blancs d'œufs et les produits laitiers faibles en gras.

Graisses: Réduisez l'apport en graisses pour privilégier les glucides et éviter un apport calorique excessif.

- Sources: De petites quantités de graisses saines telles que celles des noix, des graines et de l'avocat.

Exemple de repas:

- Petit-déjeuner: Flocons d'avoine garnis de banane en tranches, de baies fraîches et d'une pincée de noix.
- Déjeuner: Bol de riz complet avec du poulet grillé, des haricots noirs, du maïs, de la salsa et de l'avocat.
- Dîner: Pâtes complètes avec sauce marinara, légumes grillés et une portion de boulettes de viande maigres.

Construire des repas efficaces pour le cyclage des glucides implique d'équilibrer les macronutriments, de contrôler les portions, de choisir des sources de glucides saines et d'ajuster l'apport en protéines et en graisses en fonction du niveau de glucides de la journée. En comprenant et en appliquant ces principes, vous pouvez créer des repas nutritifs et satisfaisants qui soutiennent vos objectifs de perte de poids, de prise de muscle et de santé globale. Que vous soyez en journée faible, moyenne ou élevée en glucides, une planification minutieuse des repas vous aidera à maximiser les bienfaits du cyclage des glucides.

# CHAPITRE 3
# APPROVISIONNER VOTRE CUISINE POUR LE SUCCÈS DU CYCLAGE DES GLUCIDES

Pour réussir avec le cyclage des glucides, il est crucial d'avoir une cuisine bien approvisionnée avec les bons ingrédients qui correspondent à vos besoins alimentaires pour les jours faibles, moyens et élevés en glucides. Voici un guide complet des produits de base essentiels, des produits frais et des conseils de préparation des repas pour soutenir votre plan de cyclage des glucides.

**Produits de base essentiels pour chaque niveau de glucides**

**Jours faibles en glucides (20-50 grammes)**: Faites le plein de protéines et de graisses saines pour vous rassasier et favoriser la combustion des graisses.

- Sources de protéines: Sources de protéines maigres comme les poitrines de poulet, le thon en conserve, les filets de saumon, les œufs, le tofu, les lentilles et la poudre de protéines.

- Graisses saines: Avocat, noix (amandes, noix), graines (chia, lin), huile d'olive, beurre de noix (beurre d'amande, beurre de cacahuète).

- Légumes pauvres en glucides: Légumes feuillus (épinards, chou frisé), brocoli, chou-fleur, asperges, courgettes, champignons.

**Jours moyens en glucides (100-150 grammes)**: Ajoutez des glucides complexes pour une énergie soutenue.

- Puissance protéinée: Sources de protéines maigres comme le blanc de poulet, le yaourt grec, la dinde hachée maigre, les haricots (haricots noirs, haricots rouges).

- Graisses saines: Huile d'olive, avocat, noix (amandes, noix), graines (chia, lin).

- Glucides complexes: Céréales complètes (riz brun, quinoa, pâtes complètes), flocons d'avoine, patates douces.

**Jours élevés en glucides (150+ grammes):** Alimentez vos entraînements avec une plus large gamme de glucides pour des performances optimales et une récupération musculaire.

- Puissance Protéique: Sources de protéines maigres telles que le blanc de poulet, le saumon, le blanc de dinde, le yaourt grec, la poudre de protéines.
- Force des Graisses Saines: Huile d'olive, avocat, noix (amandes, noix), graines (chia, lin).
- Glucides Complexes: Grains entiers (riz brun, quinoa, pâtes complètes), flocons d'avoine, patates douces, fruits (baies, bananes), légumes féculents (maïs, pois).

## Guide des Produits Frais pour le Cyclage des Glucides

Les produits frais sont essentiels pour fournir des nutriments essentiels, des fibres et de la variété à vos repas de cyclage des glucides. Voici un guide pour sélectionner des produits frais pour chaque niveau de glucides.

### 1. Jours Faibles en Glucides

- Légumes Feuillus: Épinards, Chou frisé, Blettes
- Légumes Crucifères: Brocoli, Chou-fleur, Choux de Bruxelles
- Autres Légumes Pauvres en Glucides: Courgettes, Poivrons, Concombres
- Baies (avec modération): Fraises, Framboises, Mûres

### 2. Jours Moyens en Glucides

- Légumes à Teneur Modérée en Glucides: Carottes, Betteraves, Pois
- Fruits: Pommes, Oranges, Pêches
- Légumes Féculents: Patates douces, Courge, Maïs

### 3. Jours Élevés en Glucides

- Fruits à Forte Teneur en Glucides: Bananes, Raisins, Mangues
- Légumes Racines: Pommes de terre, Panais, Patates douces
- Autres Produits Riches en Glucides: Citrouille, Bananes plantain, Courge musquée.

## Conseils pour la Préparation des Repas pour le Cyclage des Glucides

La préparation efficace des repas peut vous faire gagner du temps, vous aider à rester sur la bonne voie avec votre plan de cyclage des glucides et vous aider à mieux gérer les portions. Voici quelques conseils pour la préparation des repas:

### 1. Planification Préalable

- Planification Hebdomadaire: Planifiez vos repas pour la semaine, en désignant quels jours sont faibles, moyens et élevés en glucides.
- Liste de Courses: Élaborez une liste de courses détaillée en fonction de votre plan de repas pour vous assurer d'avoir tous les ingrédients nécessaires.

### 2. Cuisson en Lots

- Cuisinez en Grande Quantité: Préparez de grandes quantités de protéines comme du blanc de poulet, de la dinde hachée ou du tofu qui peuvent être utilisées dans plusieurs repas.
- Grains et Légumineuses: Cuisez de grandes quantités de grains et de légumineuses et répartissez-les pour les jours moyens et élevés en glucides.

### 3. Contrôle des Portions

- Utilisation de Contenants: Divisez les repas en portions individuelles à l'aide de contenants. Étiquetez-les avec le niveau de glucides et le type de repas (petit-déjeuner, déjeuner, dîner).
- Mesure des Ingrédients: Utilisez des tasses à mesurer et une balance de cuisine pour garantir des portions précises, surtout pour les ingrédients riches en calories.

### 4. Variété et Équilibre

- Mélange et Combinaison: Préparez une variété de légumes, de protéines et de glucides qui peuvent être mélangés et assortis tout au long de la semaine pour éviter la lassitude alimentaire.
- Équilibre des Macronutriments: Assurez-vous que chaque repas contient un équilibre de macronutriments approprié pour le jour désigné comme étant faible, moyen ou élevé en glucides.

## 5. Stockage et Réchauffage

- Stockage Approprié: Conservez les repas préparés dans des contenants hermétiques pour maintenir la fraîcheur. Utilisez le réfrigérateur pour un stockage à court terme et le congélateur pour un stockage à plus long terme.

- Réchauffage: Réchauffez les repas soigneusement, en veillant à ce qu'ils atteignent une température sûre et conservent leur texture et leur saveur.

Approvisionner votre cuisine avec les bons ingrédients et adopter des pratiques de préparation des repas efficaces sont essentiels pour le succès du cyclage des glucides. En maintenant un garde-manger bien organisé, en approvisionnant régulièrement des produits frais, et en planifiant et préparant les repas à l'avance, vous pouvez facilement suivre votre plan de cyclage des glucides, soutenir vos objectifs nutritionnels, et profiter d'une variété de repas sains et délicieux adaptés à chaque niveau de glucides.'

# PARTIE 2
# RECETTES DE CYCLAGE
# DES GLUCIDES

# RECETTES POUR LES JOURS FAIBLES EN GLUCIDES

# CHAPITRE 4
# IDÉES DE PETIT-DÉJEUNER FAIBLE EN GLUCIDES

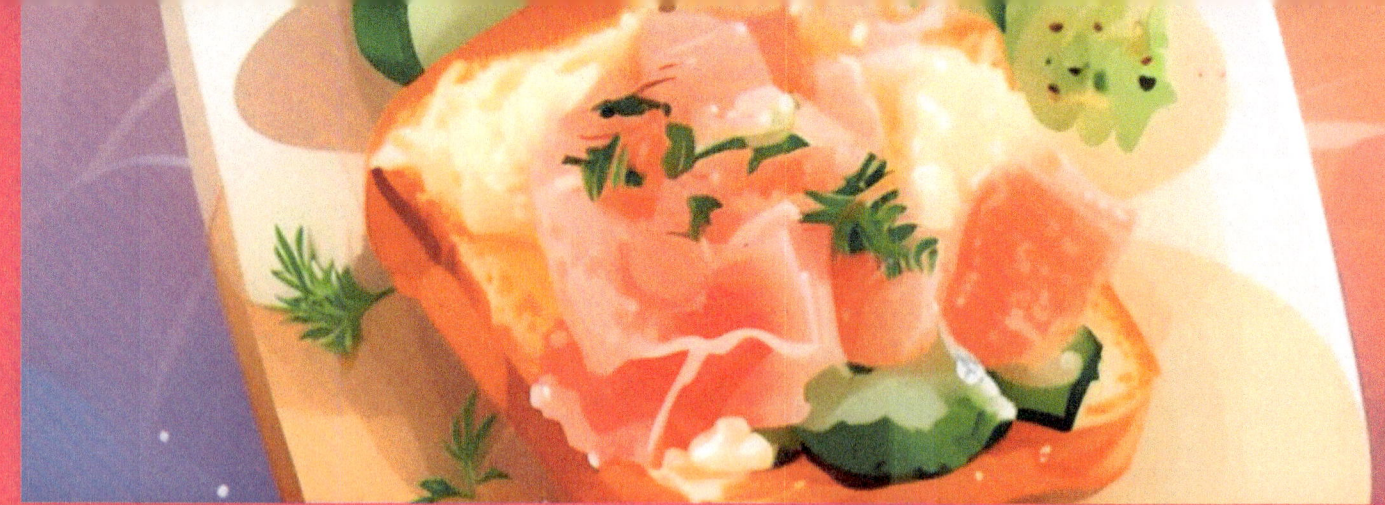

## Oeufs Brouillés avec Saumon Fumé et Avocat

Temps de préparation: 5 minutes    Temps de cuisson: 5 minutes    Portions: 2

### INGRÉDIENTS

1. 4 gros œufs
2. 50g de saumon fumé, haché
3. 1 avocat mûr, coupé en dés
4. Sel et poivre, au goût
5. 1 cuillère à soupe de beurre ou d'huile d'olive
6. Ciboulette ou aneth haché pour garnir (facultatif)

### INSTRUCTIONS

1. Cassez les œufs dans un bol et battez-les légèrement avec une fourchette. Assaisonnez avec du sel et du poivre.
2. Faites chauffer le beurre ou l'huile d'olive dans une poêle antiadhésive à feu moyen.
3. Versez les œufs battus dans la poêle et laissez cuire pendant une minute sans remuer.
4. À l'aide d'une spatule, remuez doucement les œufs, en les poussant des bords vers le centre jusqu'à ce qu'ils soient juste pris mais encore crémeux.
5. Ajoutez le saumon fumé coupé aux œufs et continuez à cuire pendant une minute supplémentaire, en remuant de temps en temps.
6. Retirez la poêle du feu et incorporez l'avocat coupé en dés.
7. Répartissez les œufs brouillés au saumon fumé et à l'avocat entre deux assiettes.
8. Garnissez de ciboulette ou d'aneth haché, si désiré.
9. Servez immédiatement et savourez votre délicieux petit-déjeuner.

### AVANTAGE

Cette recette est rapide, facile, et riche en protéines, en graisses saines, en vitamines B12 et D, ainsi qu'en minéraux pour vous satisfaire tout au long de la matinée.

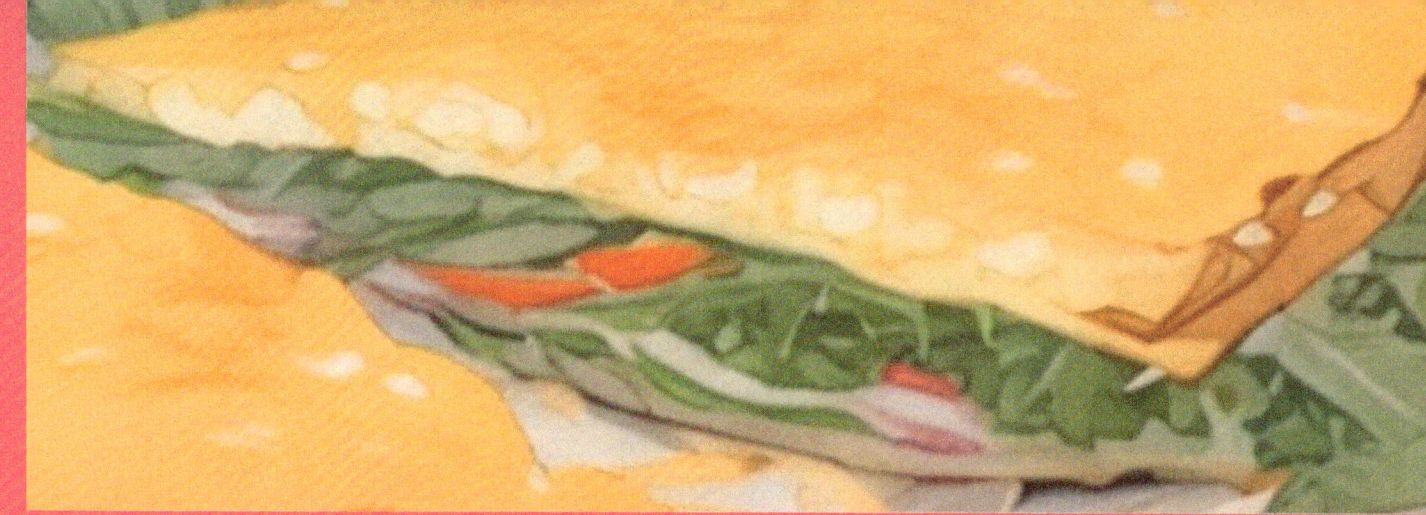

# Omelette aux Épinards et à la Feta

Temps de préparation: 5 minutes    Temps de cuisson: 5 minutes    Portions: 1

### INGRÉDIENTS

1. 2 gros œufs
2. 1/4 tasse d'épinards frais, hachés
3. 1/4 tasse de fromage feta, émietté
4. Sel et poivre, au goût
5. 1 cuillère à soupe de beurre ou d'huile d'olive

### INSTRUCTIONS

1. Cassez les œufs dans un bol et battez-les légèrement avec une fourchette. Assaisonnez avec du sel et du poivre.
2. Chauffez le beurre ou l'huile d'olive dans une poêle antiadhésive à feu moyen.
3. Versez les œufs battus dans la poêle et laissez cuire sans remuer pendant environ une minute.
4. Saupoudrez les épinards hachés uniformément sur une moitié de l'omelette.
5. Ajoutez le fromage feta émietté par-dessus les épinards.
6. Lorsque les œufs sont presque pris mais encore légèrement coulants sur le dessus, utilisez une spatule pour plier l'omelette en deux, couvrant la garniture.
7. Faites cuire encore une minute jusqu'à ce que l'omelette soit complètement cuite et que le fromage soit légèrement fondu.
8. Faites glisser l'omelette sur une assiette et servez immédiatement.

**AVANTAGE**

Cette recette est riche en protéines et en graisses saines, essentielles pour la réparation musculaire, le bon fonctionnement du système immunitaire, la santé cérébrale, la production d'hormones et la croissance globale.

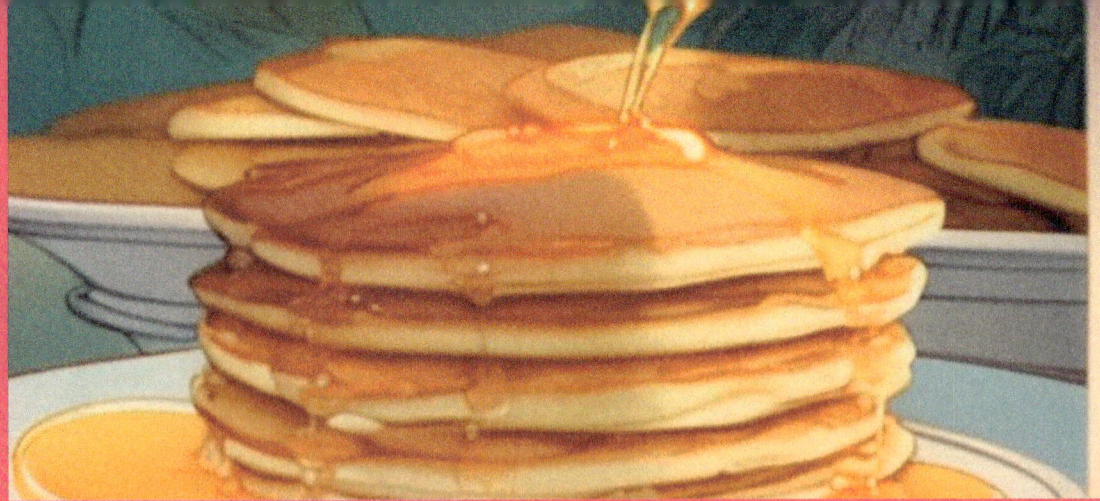

## Pancakes Keto

Temps de préparation: 5 minutes     Temps de cuisson: 10 minutes     Portions: 2

### INGRÉDIENTS

1. 2 gros œufs
2. 1/2 tasse de farine d'amande
3. 2 oz de fromage à la crème, ramolli
4. 1 cuillère à café de levure chimique
5. 1 cuillère à café d'extrait de vanille
6. 1 cuillère à soupe d'érythritol ou de l'édulcorant céto préféré (facultatif)
7. Beurre ou huile de coco pour la cuisson

### INSTRUCTIONS

1. Dans un bol, battre les œufs jusqu'à ce qu'ils soient mousseux.
2. Ajouter la farine d'amande, le fromage à la crème, la levure chimique, l'extrait de vanille et l'édulcorant (si utilisé). Mélanger jusqu'à ce que le tout soit bien combiné et lisse.
3. Chauffer une poêle antiadhésive ou une plaque de cuisson à feu moyen et ajouter une petite quantité de beurre ou d'huile de coco.
4. Verser de petites portions de pâte sur la poêle pour former des pancakes. Cuire jusqu'à ce que des bulles se forment à la surface et que les bords commencent à se solidifier, environ 2 à 3 minutes.
5. Retourner délicatement les pancakes et cuire encore 2 à 3 minutes jusqu'à ce qu'ils soient dorés et bien cuits à l'intérieur.
6. Répéter avec le reste de la pâte, en ajoutant plus de beurre ou d'huile au besoin.
7. Servir les pancakes chauds avec vos garnitures céto préférées, telles que du sirop sans sucre, des baies ou une cuillerée de crème fouettée.

### AVANTAGE

Ils sont faibles en glucides et riches en graisses saines, ce qui les rend adaptés pour maintenir la cétose.

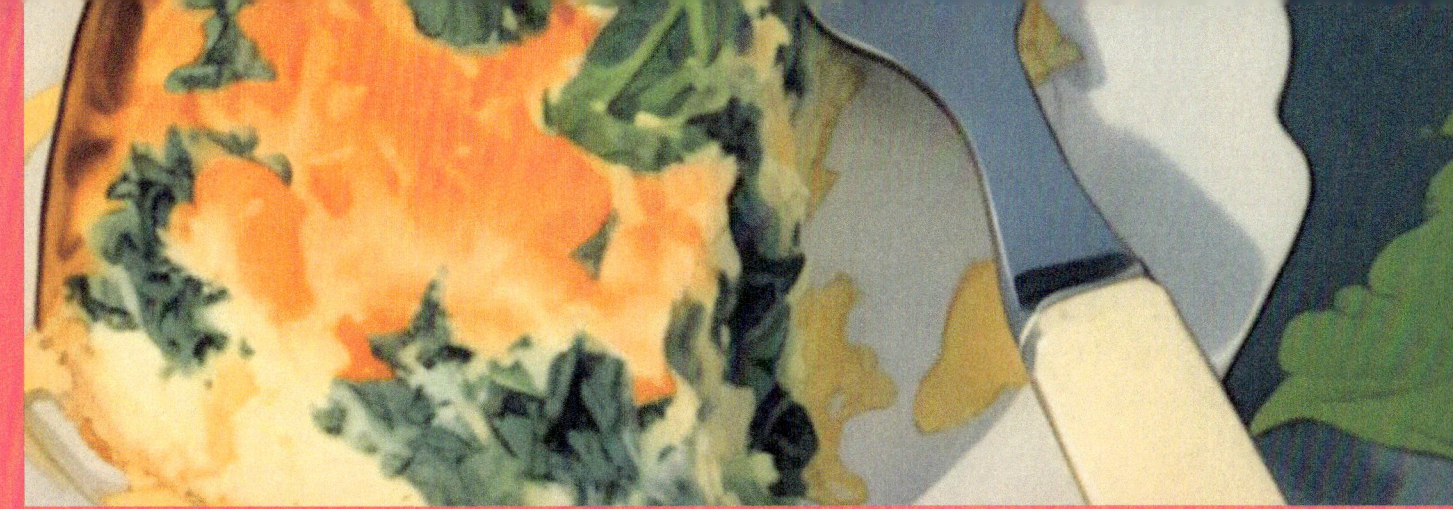

# Kale and Mushroom Breakfast Casserole

Temps de préparation: 15 minutes    Temps de cuisson: 35 minutes    Portions: 6

## INGRÉDIENTS

1. 1 cuillère à soupe d'huile d'olive
2. 1 tasse d'oignon haché
3. 2 tasses de champignons tranchés
4. 3 tasses de chou frisé haché, tiges enlevées
5. 8 gros œufs
6. 1/2 tasse de lait (ou de lait d'amande pour une option sans produits laitiers)
7. 1 tasse de fromage râpé (facultatif, utiliser du fromage sans produits laitiers pour une option sans produits laitiers)
8. Sel et poivre selon le goût
9. 1/2 cuillère à café de poudre d'ail
10. 1/2 cuillère à café de paprika

## INSTRUCTIONS

1. Préchauffez votre four à 375°F (190°C). Graissez un plat de cuisson de 9x13 pouces.
2. Chauffez l'huile d'olive dans une grande poêle à feu moyen. Ajoutez l'oignon haché et faites revenir jusqu'à ce qu'il devienne translucide, environ 5 minutes.
3. Ajoutez les champignons tranchés dans la poêle et faites-les cuire jusqu'à ce qu'ils soient tendres et que la plupart de l'humidité se soit évaporée, environ 5 à 7 minutes.
4. Ajoutez le chou frisé haché dans la poêle et faites-le cuire jusqu'à ce qu'il soit flétri, environ 2 à 3 minutes. Retirez du feu et laissez refroidir légèrement.
5. Dans un grand bol, fouettez ensemble les œufs, le lait, le sel, le poivre, la poudre d'ail et le paprika.
6. Ajoutez les légumes sautés au mélange d'œufs et mélangez pour bien combiner. Si vous utilisez du fromage râpé, incorporez-le.
7. Versez le mélange dans le plat de cuisson préparé et étalez-le uniformément.
8. Faites cuire au four préchauffé pendant 30 à 35 minutes, ou jusqu'à ce que le gratin soit pris et que le dessus soit doré.
9. Laissez refroidir légèrement avant de trancher et de servir.

**AVANTAGE**

Ce plat est un repas dense en nutriments, faible en glucides et riche en vitamines et minéraux essentiels, qui soutiennent la santé générale et la digestion.

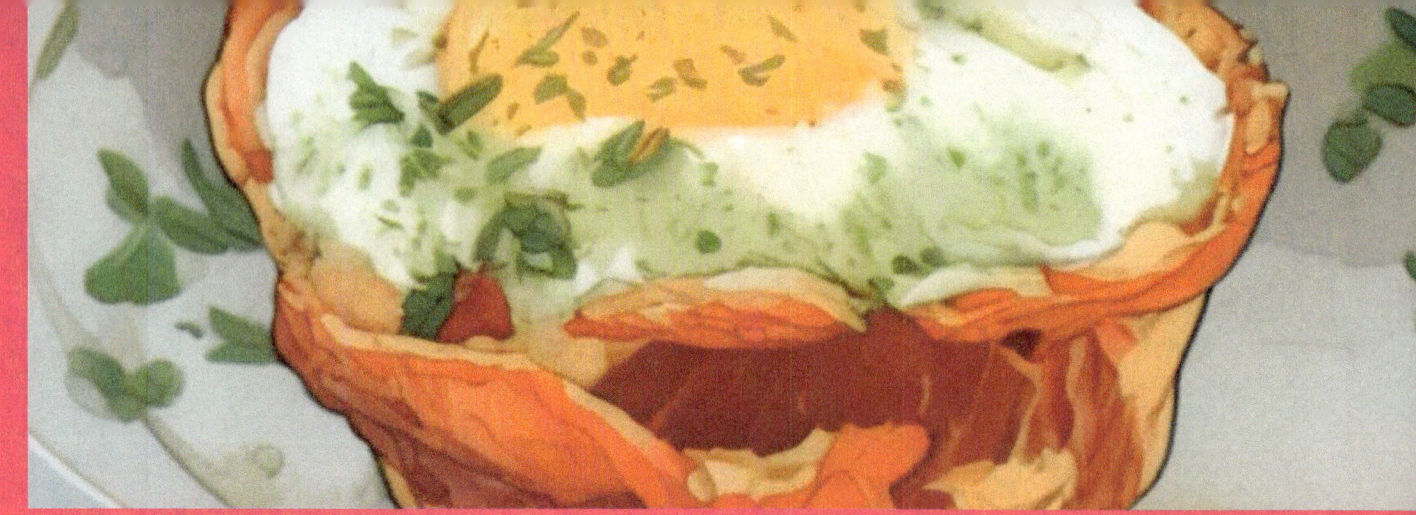

## Coupelles de Bacon et d'Œuf

Temps de préparation: 10 minutes    Temps de cuisson: 20 minutes    Portions: 6

### INGRÉDIENTS

1. 6 tranches de bacon
2. 6 gros œufs
3. Sel et poivre, au goût
4. 1/4 tasse de fromage râpé (en option)
5. Ciboulette ou persil haché pour garnir (en option)

### INSTRUCTIONS

1. Préchauffez votre four à 400°F (200°C).
2. Graissez un moule à muffins de 6 tasses ou tapissez-le de moules à muffins en silicone.
3. Faites cuire partiellement les tranches de bacon dans une poêle à feu moyen pendant environ 5 minutes, ou jusqu'à ce qu'elles commencent à dorer mais restent encore souples. Retirez du feu et égouttez-les sur du papier absorbant.
4. Tapissez chaque moule à muffins d'une tranche de bacon, en l'enroulant autour des côtés pour former une coupe.
5. Cassez un œuf dans chaque moule à muffins doublé de bacon.
6. Assaisonnez chaque œuf avec une pincée de sel et de poivre.
7. Si vous utilisez du fromage râpé, saupoudrez-en un peu sur chaque œuf.
8. Faites cuire au four préchauffé pendant 15 à 20 minutes, ou jusqu'à ce que les œufs soient cuits selon votre préférence.
9. Retirez du four et laissez refroidir quelques minutes avant de retirer soigneusement les tasses de bacon et d'œuf du moule à muffins.
10. Garnissez de ciboulette ou de persil haché, si désiré, et servez chaud.

### AVANTAGE

Les tasses de bacon et d'œuf sont un excellent choix pour un petit-déjeuner riche en protéines et pauvre en glucides.

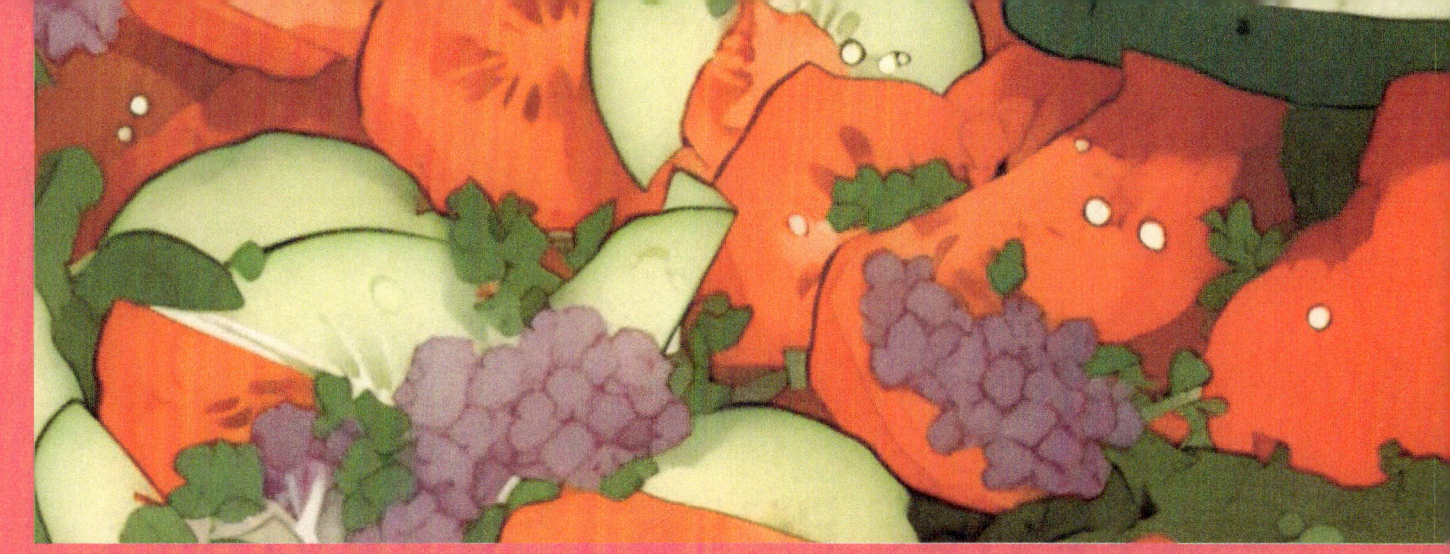

## Salade de Concombre et de Tomate

Temps de préparation: 10 minutes    Temps de cuisson: 0 minutes    Portions: 4

### INGRÉDIENTS

1. 2 gros concombres, coupés en dés
2. 4 tomates mûres, coupées en dés
3. 1/2 oignon rouge, coupé en fines tranches
4. 1/4 tasse de persil frais, haché
5. 2 cuillères à soupe d'huile d'olive
6. 1 cuillère à soupe de vinaigre de vin rouge
7. Sel et poivre, au goût
8. 1/2 cuillère à café d'origan séché (en option)

### INSTRUCTIONS

1. Dans un grand bol, mélangez les concombres coupés en dés, les tomates et l'oignon rouge coupé en fines tranches.
2. Ajoutez le persil haché dans le bol.
3. Dans un petit bol, fouettez ensemble l'huile d'olive, le vinaigre de vin rouge, le sel, le poivre et l'origan séché (si vous en utilisez).
4. Versez la vinaigrette sur la salade et mélangez délicatement pour bien combiner tous les ingrédients.
5. Goûtez et ajustez l'assaisonnement avec plus de sel et de poivre si nécessaire.
6. Servez immédiatement ou réfrigérez pendant jusqu'à une heure pour laisser les saveurs se mélanger.

### AVANTAGE

La salade de concombre et de tomate est un plat rafraîchissant et hydratant, peu calorique, ce qui en fait un choix parfait pour la gestion du poids. Les concombres sont riches en eau et en vitamines comme la vitamine K, tandis que les tomates fournissent des antioxydants tels que le lycopène, ainsi que des vitamines C et A.

# RECETTES POUR LES JOURS À FAIBLE TENEUR EN GLUCIDES

# CHAPITRE 5
# OPTIONS DE DÉJEUNER À FAIBLE TENEUR EN GLUCIDES

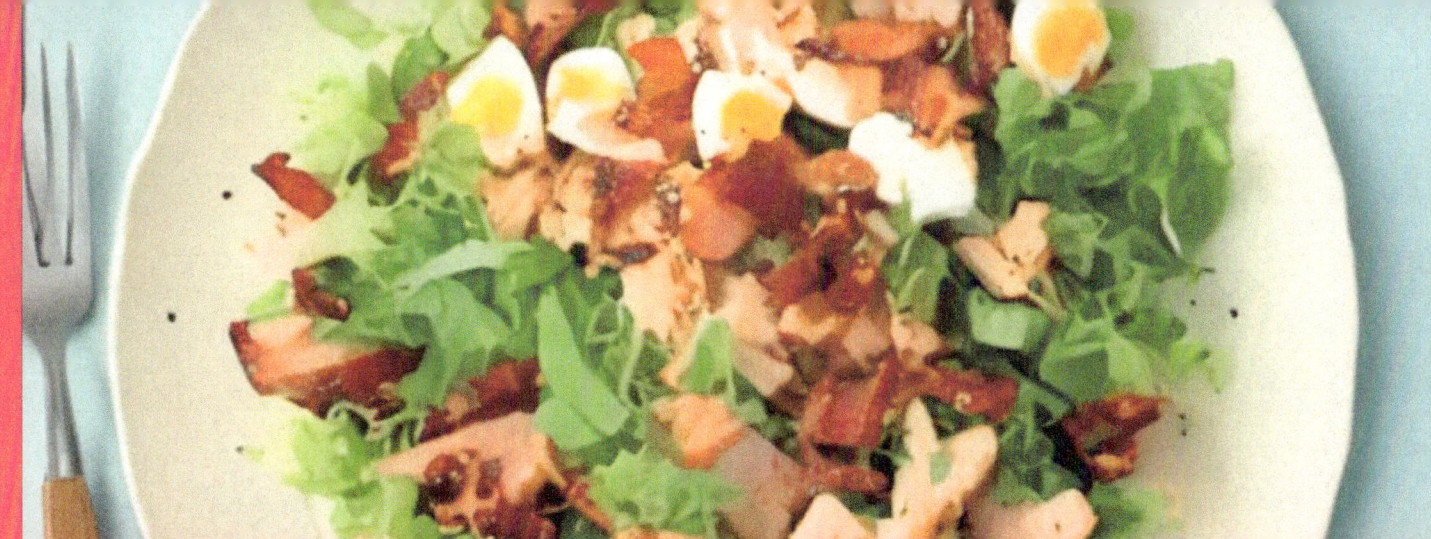

## Salade Cobb au Poulet Grillé

Temps de préparation: 15 minutes   Temps de cuisson: 15 minutes   Portions: 4

### INGRÉDIENTS

1. 2 blancs de poulet désossés et sans peau
2. Sel et poivre, au goût
3. 6 tasses de mélange de salades (comme la laitue romaine, les épinards et la roquette)
4. 1 tasse de tomates cerises, coupées en deux
5. 1 avocat mûr, coupé en dés
6. 4 œufs durs, tranchés
7. 4 tranches de bacon cuit, émiettées
8. 1/2 tasse de fromage bleu émietté
9. 1/4 tasse de ciboulette ou d'oignons verts hachés
10. Vinaigrette de votre choix (comme ranch ou vinaigrette balsamique)

### INSTRUCTIONS

1. Assaisonnez les blancs de poulet avec du sel et du poivre. Faites-les griller à feu moyen pendant 6 à 7 minutes de chaque côté, ou jusqu'à ce qu'ils soient bien cuits. Laissez-les reposer quelques minutes, puis coupez-les en lanières.
2. Disposez les mélanges de salades sur un grand plateau de service ou dans des bols individuels.
3. Ajoutez sur les feuilles de salade les lanières de poulet grillé, les tomates cerises coupées en deux, les dés d'avocat, les tranches d'œuf dur, le bacon émietté et le fromage bleu émietté.
4. Parsemez de ciboulette ou d'oignons verts hachés sur la salade.
5. Arrosez la salade de la vinaigrette de votre choix juste avant de servir.
6. Mélangez délicatement pour bien enrober tous les ingrédients de la vinaigrette.
7. Servez immédiatement et dégustez votre délicieuse salade Cobb avec du poulet grillé.

### BENEFIT

La salade Cobb avec du poulet grillé est un repas copieux et satisfaisant, riche en protéines, en fibres et en graisses saines, essentielles pour la réparation et la croissance musculaire.

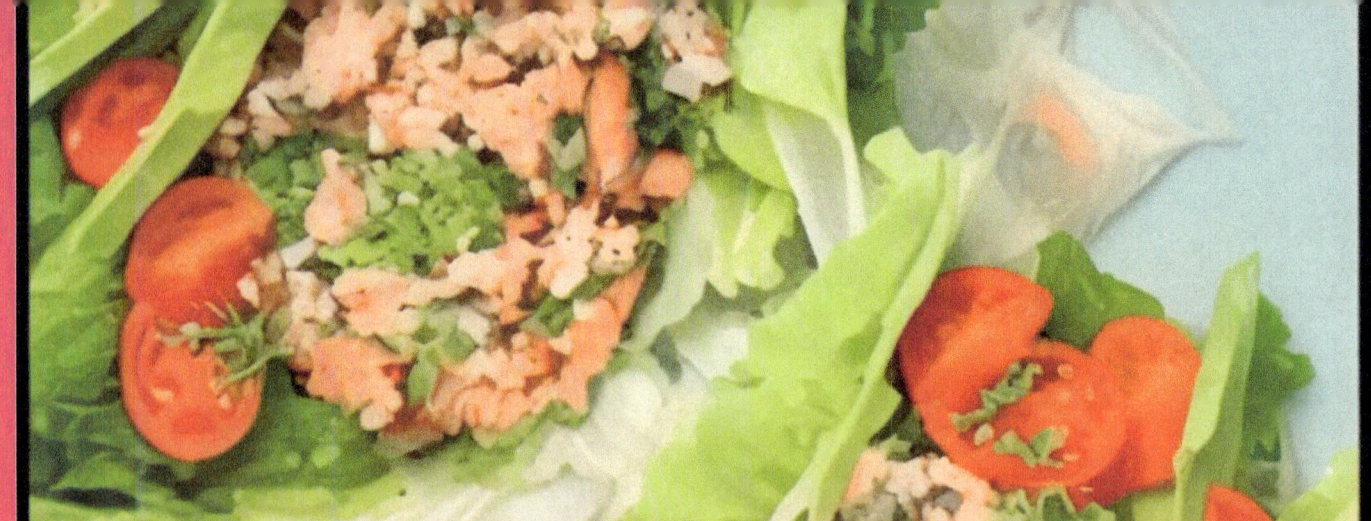

# Wraps de laitue au thon

Temps de préparation: 10 minutes   Temps de cuisson: 0 minutes   Portions: 2

### INGRÉDIENTS

1. 1 boîte de thon (150 g), égouttée
2. 2 cuillères à soupe de mayonnaise
3. 1 cuillère à soupe de moutarde de Dijon
4. 2 cuillères à soupe d'oignon rouge émincé
5. 2 cuillères à soupe de céleri émincé
6. 2 cuillères à soupe de cornichons émincés ou de relish
7. Sel et poivre, au goût
8. 4 grandes feuilles de laitue (comme la romaine ou la laitue beurre)
9. Garnitures optionnelles: tranches d'avocat, tranches de tomate, pousses, carottes râpées

### INSTRUCTIONS

1. Dans un bol, mélangez le thon égoutté, la mayonnaise, la moutarde de Dijon, l'oignon rouge émincé, le céleri émincé et les cornichons émincés ou la relish. Mélangez bien.
2. Assaisonnez le mélange de thon avec du sel et du poivre selon votre goût.
3. Disposez les feuilles de laitue sur une surface propre.
4. Répartissez uniformément le mélange de thon sur chaque feuille de laitue.
5. Ajoutez des garnitures optionnelles telles que des tranches d'avocat, des tranches de tomate, des pousses ou des carottes râpées sur le mélange de thon, si désiré.
6. Roulez les feuilles de laitue fermement autour de la garniture pour former des wraps.
7. Fixez les wraps avec des cure-dents si nécessaire.
8. Servez immédiatement.

### AVANTAGE

Les wraps de laitue au thon sont un repas faible en glucides et riche en protéines, rempli de légumes qui apportent des fibres, des vitamines et des minéraux, ce qui aide à favoriser la croissance et la réparation musculaires.

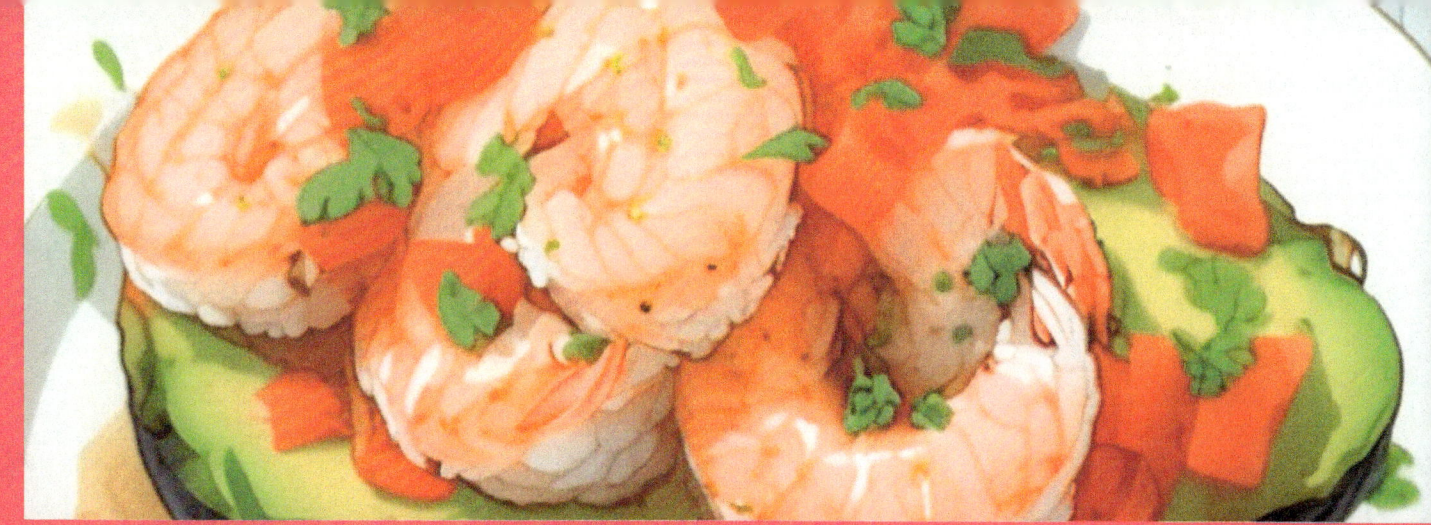

## Avocats farcis à la salade de crevettes

Temps de préparation: 15 minutes   Temps de cuisson: 5 minutes   Portions: 2

### INGRÉDIENTS

1. 1 avocat mûr
2. 225 g de crevettes cuites, pelées et déveinées
3. 1/4 tasse de poivron rouge, coupé en dés
4. 1/4 tasse de concombre, coupé en dés
5. 2 cuillères à soupe d'oignon rouge, coupé en dés
6. 2 cuillères à soupe de coriandre fraîche, hachée
7. 1 cuillère à soupe de mayonnaise
8. 1 cuillère à soupe de yaourt grec (ou de crème aigre)
9. 1 cuillère à soupe de jus de citron vert
10. Sel et poivre, au goût
11. Optionnel : sauce piquante ou flocons de piment pour plus de piquant

### INSTRUCTIONS

1. Coupez l'avocat en deux dans le sens de la longueur et retirez le noyau. Retirez un peu plus de chair de chaque moitié d'avocat pour créer une plus grande cavité pour la garniture.
2. Coupez les crevettes cuites en morceaux de la taille d'une bouchée et placez-les dans un bol de mélange.
3. Ajoutez le poivron rouge coupé en dés, le concombre coupé en dés, l'oignon rouge coupé en dés et la coriandre fraîche hachée dans le bol avec les crevettes.
4. Dans un petit bol, fouettez ensemble la mayonnaise, le yaourt grec (ou la crème aigre), le jus de citron vert, le sel et le poivre.
5. Versez la sauce sur le mélange de crevettes et de légumes. Mélangez jusqu'à ce que tout soit bien enrobé.
6. Goûtez et ajustez l'assaisonnement si nécessaire. Ajoutez de la sauce piquante ou des flocons de piment pour plus de piquant, si désiré.
7. Répartissez généreusement la salade de crevettes dans la cavité de chaque moitié d'avocat.
8. Servez immédiatement.

### AVANTAGE

Cette recette est riche en graisses saines et en protéines essentielles à la réparation et à la croissance musculaires.

## Soupe au Cheddar et Brocoli

Temps de préparation: 10 minutes    Temps de cuisson: 25 minutes    Portions: 4

### INGRÉDIENTS

1. 2 cuillères à soupe de beurre
2. 1/2 oignon, coupé en dés
3. 2 gousses d'ail, émincées
4. 3 tasses de bouquets de brocoli
5. 3 tasses de bouillon de légumes ou de poulet
6. 1 tasse de cheddar râpé
7. 1/2 tasse de crème épaisse
8. Sel et poivre, au goût
9. Garnitures optionnelles: cheddar râpé supplémentaire, bacon émietté, oignons verts hachés

### INSTRUCTIONS

1. Dans une grande casserole, faites fondre le beurre à feu moyen. Ajoutez l'oignon coupé en dés et l'ail émincé, et faites-les revenir jusqu'à ce qu'ils soient ramollis et parfumés, environ 5 minutes.
2. Ajoutez les bouquets de brocoli dans la casserole et versez le bouillon de légumes ou de poulet. Portez le mélange à ébullition et laissez cuire jusqu'à ce que le brocoli soit tendre, environ 10 à 15 minutes.
3. À l'aide d'un mixeur plongeant ou en transférant la soupe dans un mélangeur par lots, mixez jusqu'à obtenir une consistance lisse.
4. Remettez la soupe mixée dans la casserole à feu doux. Incorporez le fromage cheddar râpé jusqu'à ce qu'il soit fondu et complètement incorporé.
5. Versez la crème épaisse et remuez jusqu'à ce qu'elle soit chauffée.
6. Assaisonnez la soupe avec du sel et du poivre selon votre goût.
7. Servez la soupe dans des bols et garnissez de cheddar râpé supplémentaire, de bacon émietté et d'oignons verts hachés, si désiré.
8. Servez chaud.

### AVANTAGE

La soupe au cheddar et au brocoli est riche en vitamines (C, K et A) ainsi qu'en calcium, en protéines, en fibres et en antioxydants.

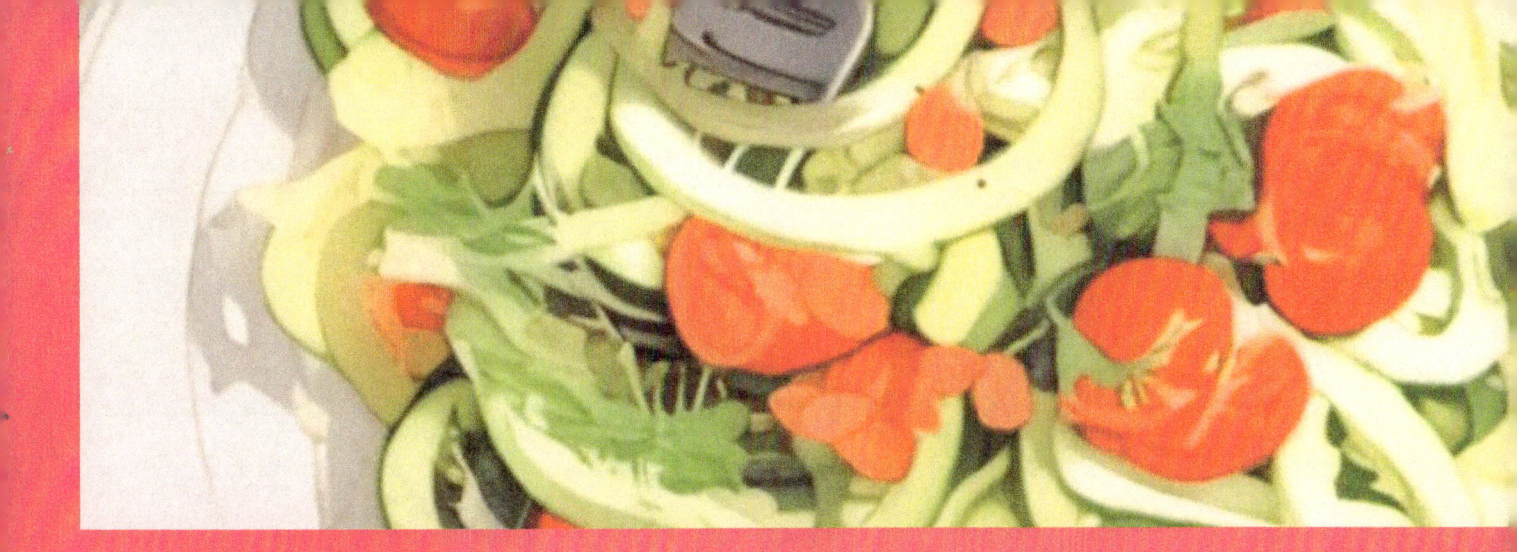

# Salade de Nouilles de Courgette

Temps de préparation: 15 minutes     Temps de cuisson: 0 minutes     Portions: 4

## INGRÉDIENTS

1. 4 courgettes moyennes
2. 1 tasse de tomates cerises, coupées en deux
3. 1/2 tasse d'olives noires tranchées
4. 1/4 tasse de feta émiettée
5. 2 cuillères à soupe de basilic frais haché
6. 2 cuillères à soupe de persil frais haché
7. 2 cuillères à soupe d'huile d'olive extra vierge
8. 1 cuillère à soupe de vinaigre balsamique
9. 1 gousse d'ail, émincée
10. Sel et poivre, au goût
11. Optionnel: poulet grillé, crevettes ou tofu pour ajouter des protéines

## INSTRUCTIONS

1. Coupez les extrémités des courgettes et spiralisez-les en nouilles à l'aide d'un spiraliseur. Placez les nouilles de courgettes dans un grand bol de mélange.
2. Ajoutez les tomates cerises coupées en deux, les olives noires tranchées, la feta émiettée, le basilic frais haché et le persil frais haché dans le bol avec les nouilles de courgettes.
3. Dans un petit bol, fouettez ensemble l'huile d'olive extra vierge, le vinaigre balsamique, l'ail émincé, le sel et le poivre pour préparer la vinaigrette.
4. Versez la vinaigrette sur la salade de nouilles de courgettes et mélangez jusqu'à ce que tout soit bien enrobé.
5. Goûtez et ajustez l'assaisonnement si nécessaire.
6. Si désiré, ajoutez du poulet grillé, des crevettes ou du tofu pour ajouter des protéines.
7. Servez immédiatement ou réfrigérez pendant une heure pour laisser les saveurs se mélanger.

**AVANTAGE**

Les nouilles de courgettes sont faibles en calories et en glucides. Elles sont également riches en fibres, ce qui facilite la digestion et favorise la sensation de satiété.

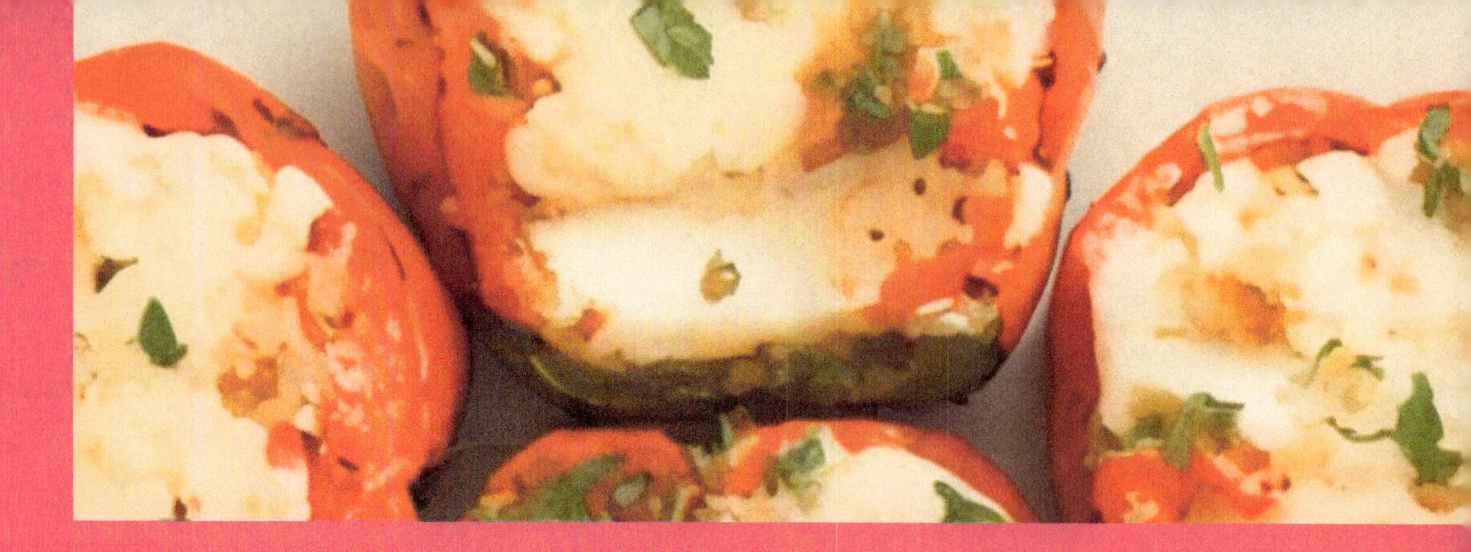

# Poivrons Farcis

Temps de préparation: 15 minutes     Temps de cuisson: 45 minutes     Portions: 4

## INGRÉDIENTS

1. 4 gros poivrons, de n'importe quelle couleur
2. 1 cuillère à soupe d'huile d'olive
3. ½ oignon, finement haché
4. 2 gousses d'ail, émincées
5. 450 g de bœuf haché ou de dinde hachée
6. 1 tasse de quinoa ou de riz cuit
7. 1 tasse de tomates en dés
8. 1 tasse de sauce tomate
9. 1 cuillère à café d'origan séché
10. 1 cuillère à café de basilic séché
11. Sel et poivre, au goût
12. 1 tasse de fromage râpé
13. Persil ou coriandre frais, haché, pour la garniture

## INSTRUCTIONS

1. Préchauffez le four à 190°C (375°F).
2. Coupez le dessus des poivrons et retirez les graines et les membranes.
3. Chauffez l'huile d'olive dans une grande poêle à feu moyen. Ajoutez l'oignon haché et l'ail émincé, et faites cuire jusqu'à ce qu'ils soient ramollis, environ 3-4 minutes.
4. Ajoutez la viande hachée et faites cuire jusqu'à ce qu'elle soit dorée.
5. Incorporez le quinoa ou le riz, les tomates en dés, la sauce tomate, l'origan, le basilic, le sel et le poivre.
6. Farcissez les poivrons avec le mélange.
7. Couvrez et faites cuire au four pendant 30 minutes.
8. Recouvrez de fromage et faites cuire à découvert pendant 10-15 minutes supplémentaires.
9. Garnissez de persil ou de coriandre frais haché et servez.

## AVANTAGE

Ce repas est équilibré avec des protéines, des fibres et des vitamines ; il est polyvalent et personnalisable, adapté à divers besoins alimentaires; coloré et savoureux, parfait pour toutes les occasions.

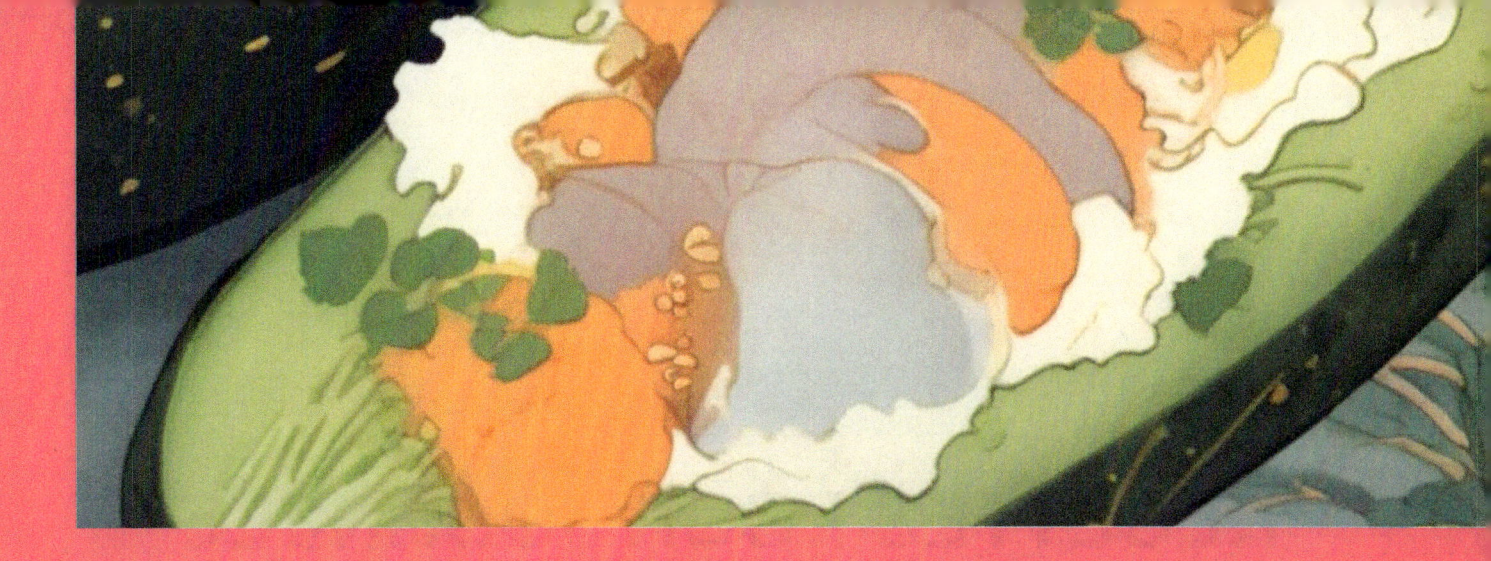

# Bateaux de Concombre à la Salade d'Œufs

Temps de préparation: 15 minutes    Temps de cuisson: 10 minutes  (pour faire bouillir les œufs)    Portions: 4

## INGRÉDIENTS

1. 4 gros concombres
2. 6 œufs durs
3. 1/4 tasse de mayonnaise
4. 1 cuillère à soupe de moutarde de Dijon
5. 2 cuillères à soupe de céleri finement haché
6. 2 cuillères à soupe d'oignon rouge finement haché
7. 1 cuillère à soupe d'aneth frais haché
8. Sel et poivre, au goût
9. Paprika, pour la garniture
10. Persil frais, pour la garniture

## INSTRUCTIONS

1. Pelez les concombres et coupez-les en deux dans le sens de la longueur. Évidez les graines pour créer un centre creux, formant ainsi des "bateaux" de concombre.
2. Pelez les œufs durs et coupez-les en petits morceaux.
3. Dans un bol, mélangez les œufs hachés, la mayonnaise, la moutarde de Dijon, le céleri haché, l'oignon rouge haché et l'aneth frais haché. Mélangez bien pour combiner.
4. Assaisonnez le mélange de salade d'œufs avec du sel et du poivre selon votre goût.
5. Répartissez le mélange de salade d'œufs dans le centre creux de chaque "bateau" de concombre.
6. Saupoudrez le paprika sur le dessus des "bateaux" de concombre garnis de salade d'œufs pour ajouter de la saveur et de la couleur.
7. Garnissez de feuilles de persil frais.
8. Servez frais.

## AVANTAGE

Les bateaux de concombre à la salade d'œufs offrent une alternative faible en glucides et riche en protéines aux sandwichs ou wraps traditionnels.

# RECETTES POUR JOURNÉES FAIBLES EN GLUCIDES

## CHAPITRE 6
## DÉLICES POUR DÎNERS FAIBLES EN GLUCIDES

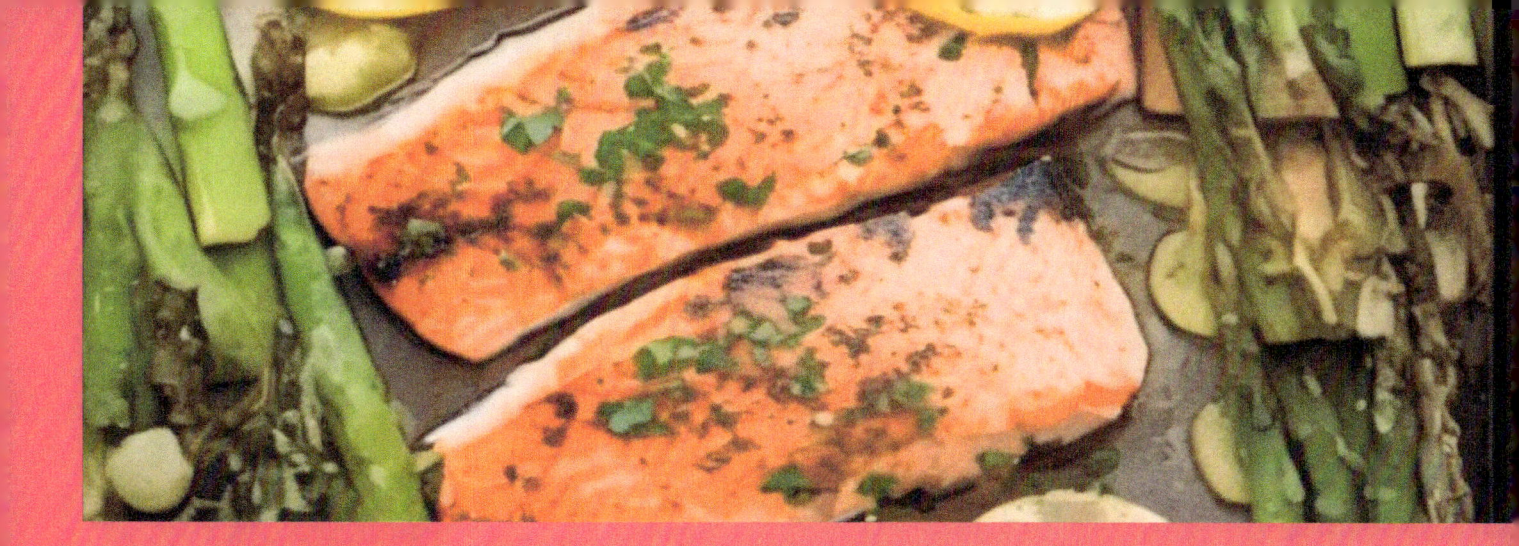

## Saumon au Four avec Asperges

Temps de préparation: 10 minutes     Temps de cuisson: 15-20 minutes     Portions: 4

### INGRÉDIENTS

1. 4 filets de saumon
2. 500 g de pointes d'asperges, équeutées
3. 2 cuillères à soupe d'huile d'olive
4. 2 gousses d'ail, émincées
5. 1 citron, tranché
6. Sel et poivre, au goût
7. Aneth frais, pour la garniture

### INSTRUCTIONS

1. Préchauffez le four à 200°C (400°F).
2. Placez les filets de saumon sur une plaque de cuisson recouverte de papier sulfurisé ou de papier aluminium.
3. Disposez les pointes d'asperges autour du saumon sur la plaque de cuisson.
4. Arrosez d'huile d'olive le saumon et les asperges. Saupoudrez l'ail émincé uniformément sur le dessus.
5. Assaisonnez le tout avec du sel et du poivre selon votre goût.
6. Placez des tranches de citron sur chaque filet de saumon.
7. Faites cuire au four préchauffé pendant 15 à 20 minutes, ou jusqu'à ce que le saumon soit bien cuit et se défasse facilement à la fourchette.
8. Garnissez de l'aneth frais avant de servir.

### AVANTAGES

Le saumon cuit au four avec des asperges est un repas nutritif et délicieux, riche en acides gras oméga-3, en antioxydants et en protéines de haute qualité, essentiels pour la santé cardiaque et le fonctionnement du cerveau.

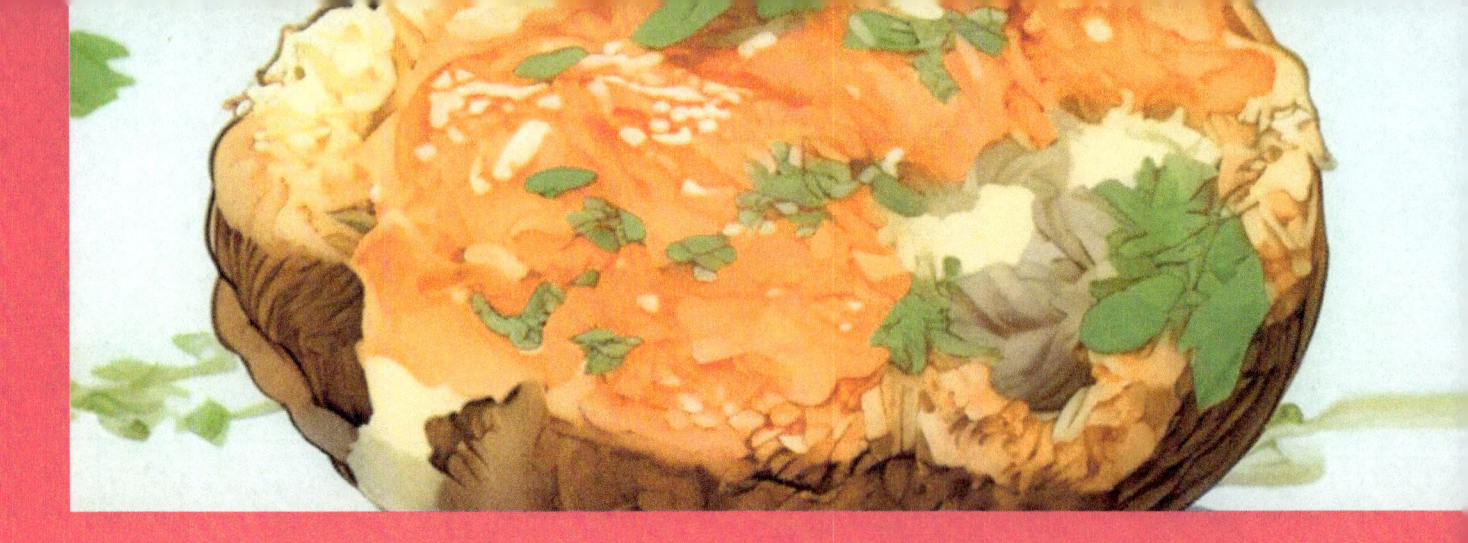

## Champignons Portobello Farcis

Temps de préparation: 15 minutes    Temps de cuisson: 20 minutes    Portions: 4

### INGRÉDIENTS

1. 4 gros champignons portobello
2. 1 cuillère à soupe d'huile d'olive
3. 1/2 oignon, finement haché
4. 2 gousses d'ail, émincées
5. 1 tasse de jeunes épinards, hachés
6. 1/2 tasse de poivrons rouges rôtis, hachés
7. 1/4 tasse de parmesan râpé
8. 1/4 tasse de chapelure
9. Sel et poivre, au goût
10. Persil frais, pour garnir

### INSTRUCTIONS

1. Préchauffez le four à 190°C (375°F).
2. Retirez les tiges des champignons portobello et grattez délicatement les lamelles avec une cuillère. Placez les champignons sur une plaque de cuisson recouverte de papier sulfurisé ou de papier d'aluminium.
3. Dans une poêle, chauffez l'huile d'olive à feu moyen. Ajoutez l'oignon haché et l'ail émincé, et faites revenir jusqu'à ce qu'ils soient tendres, environ 3-4 minutes.
4. Ajoutez les jeunes épinards hachés et les poivrons rouges rôtis. Faites cuire jusqu'à ce que les épinards soient fanés, environ 2-3 minutes.
5. Retirez la poêle du feu et incorporez le parmesan râpé et la chapelure. Assaisonnez avec du sel et du poivre selon votre goût.
6. Répartissez le mélange d'épinards de manière égale parmi les champignons portobello, en remplissant les centres creusés.
7. Faites cuire au four préchauffé pendant 15-20 minutes.
8. Garnissez de persil frais avant de servir.

### AVANTAGE

Les champignons portobello farcis sont un plat nutritif et savoureux, faible en calories et en glucides, et riche en fibres, tout en fournissant des nutriments essentiels.

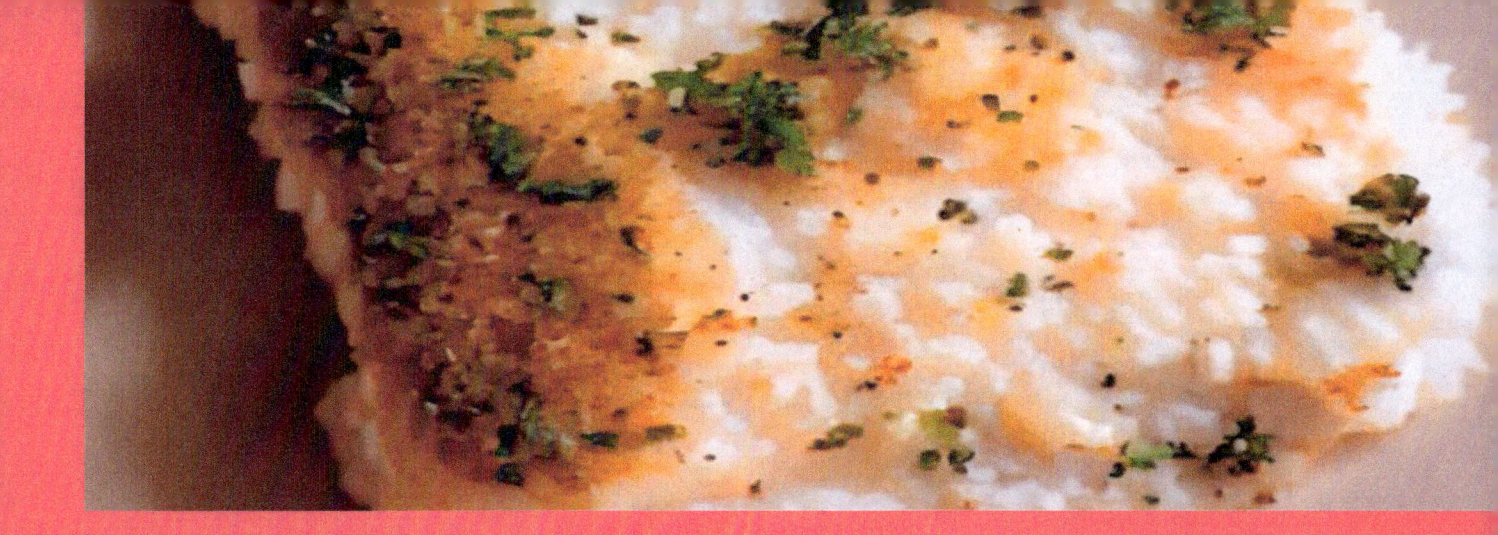

## Cabillaud au Four avec Citron et Herbes

Temps de préparation: 10 minutes    Temps de cuisson: 15 minutes    Portions: 4

### INGRÉDIENTS

1. 4 filets de morue (environ 170 g chacun)
2. 2 cuillères à soupe d'huile d'olive
3. 2 gousses d'ail, émincées
4. 1 citron, coupé en fines tranches
5. 2 cuillères à soupe de jus de citron frais
6. 1 cuillère à soupe de persil frais, haché
7. 1 cuillère à soupe d'aneth frais, haché
8. Sel et poivre, au goût

### INSTRUCTIONS

1. Préchauffez le four à 200°C (400°F).
2. Placez les filets de morue dans un plat de cuisson recouvert de papier sulfurisé ou de papier d'aluminium.
3. Dans un petit bol, mélangez l'huile d'olive, l'ail émincé, le jus de citron frais, le persil haché, l'aneth haché, le sel et le poivre.
4. Versez le mélange d'huile d'olive sur les filets de morue, en veillant à ce qu'ils soient bien enrobés.
5. Placez des tranches de citron sur chaque filet de morue.
6. Faites cuire au four préchauffé pendant 12-15 minutes, ou jusqu'à ce que le poisson soit opaque et se défasse facilement à la fourchette.
7. Garnissez avec des herbes hachées supplémentaires, si désiré.
8. Servez chaud.

### AVANTAGE

Le cabillaud au four avec du citron et des herbes est un plat délicieux et nutritif, riche en protéines et en acides gras oméga-3. Le cabillaud est une source maigre de protéines, faible en calories et en graisses saturées.

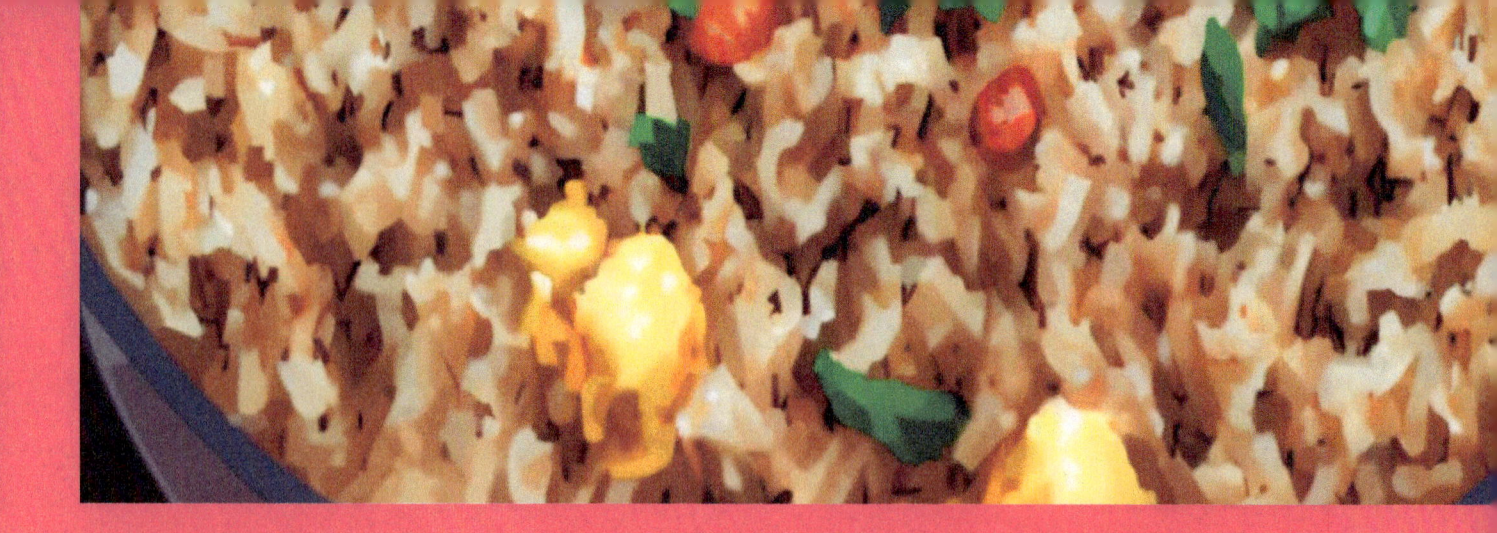

# Sauté de riz au chou-fleur

Temps de préparation: 10 minutes    Temps de cuisson: 10 minutes    Portions: 4

## INGRÉDIENTS

1. 1 gros chou-fleur
2. 2 c. à soupe d'huile de sésame
3. 2 gousses d'ail, hachées
4. 1 c. à soupe de gingembre râpé
5. 1 tasse de légumes mélangés, hachés
6. 2 c. à soupe de sauce soja (ou tamari)
7. 1 c. à soupe de vinaigre de riz
8. 2 oignons verts, tranchés
9. Graines de sésame, pour garnir
10. Optionnel: protéines cuites (poulet, crevettes, tofu)

## INSTRUCTIONS

1. Coupez le chou-fleur en petits bouquets et mixez-les dans un robot culinaire jusqu'à ce qu'ils ressemblent à du riz.
2. Chauffez l'huile de sésame dans une grande poêle ou un wok à feu moyen.
3. Ajoutez l'ail haché et le gingembre râpé dans la poêle et faites-les sauter pendant 1 à 2 minutes, jusqu'à ce qu'ils dégagent leur parfum.
4. Ajoutez les légumes ; faites-les sauter pendant 3 à 4 minutes.
5. Poussez les légumes sur un côté de la poêle et ajoutez le riz de chou-fleur dans l'espace vide.
6. Faites sauter le riz de chou-fleur pendant 3 à 4 minutes, jusqu'à ce qu'il commence à ramollir et à dorer légèrement.
7. Mélangez la sauce soja et le vinaigre de riz dans un petit bol ; versez sur le sauté.
8. Mélangez tout et laissez cuire encore 1 à 2 minutes, jusqu'à ce que tout soit bien chaud.
9. Ajoutez des protéines, si désiré.
10. Parsemez d'oignons verts tranchés et de graines de sésame avant de servir.

## AVANTAGE

Les sautés de riz de chou-fleur sont des plats pauvres en glucides et en calories, riches en fibres, et regorgent de vitamines et d'antioxydants, parfaits pour un repas rapide et sain.

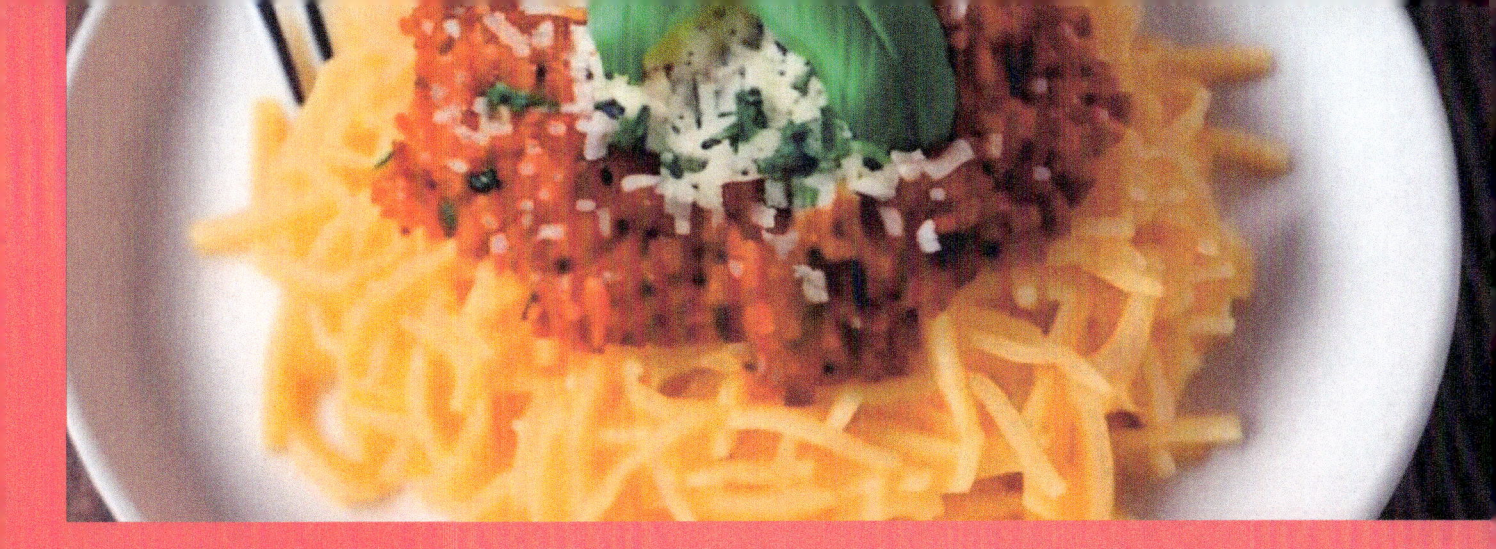

## Courge Spaghetti à la Marinara

Temps de préparation: 10 minutes      Temps de cuisson: 40 minutes      Portions: 4

### INGRÉDIENTS

1. 1 grande courge spaghetti
2. 2 cuillères à soupe d'huile d'olive
3. 1 bocal (24 oz) de sauce marinara
4. 2 gousses d'ail, hachées
5. 1 cuillère à café d'origan séché
6. 1 cuillère à café de basilic séché
7. Sel et poivre, au goût
8. Fromage Parmesan râpé, pour garnir
9. Basilic frais, pour garnir

### INSTRUCTIONS

1. Préchauffez le four à 200°C (400°F).
2. Coupez la courge spaghetti en deux dans le sens de la longueur et retirez les graines.
3. Arrosez d'huile d'olive les côtés coupés de la courge et placez-les côté coupé vers le bas sur une plaque de cuisson.
4. Faites cuire au four pendant 30 à 40 minutes, jusqu'à ce que la courge soit tendre et puisse être facilement percée avec une fourchette.
5. Pendant que la courge cuit, chauffez la sauce marinara dans une casserole à feu moyen. Ajoutez l'ail haché, l'origan séché et le basilic séché. Laissez mijoter pendant 10 minutes.
6. Lorsque la courge est cuite, utilisez une fourchette pour racler les filaments ressemblant à des spaghetti dans un grand bol.
7. Versez la sauce marinara sur la courge spaghetti et mélangez.
8. Assaisonnez avec du sel et du poivre selon votre goût.
9. Parsemez de fromage Parmesan râpé et de basilic frais avant de servir.

### AVANTAGE

La Courge Spaghetti à la Marinara est un plat sain, faible en glucides et en calories, riche en fibres qui favorisent la digestion et la satiété.

## Steak grillé aux légumes rôtis

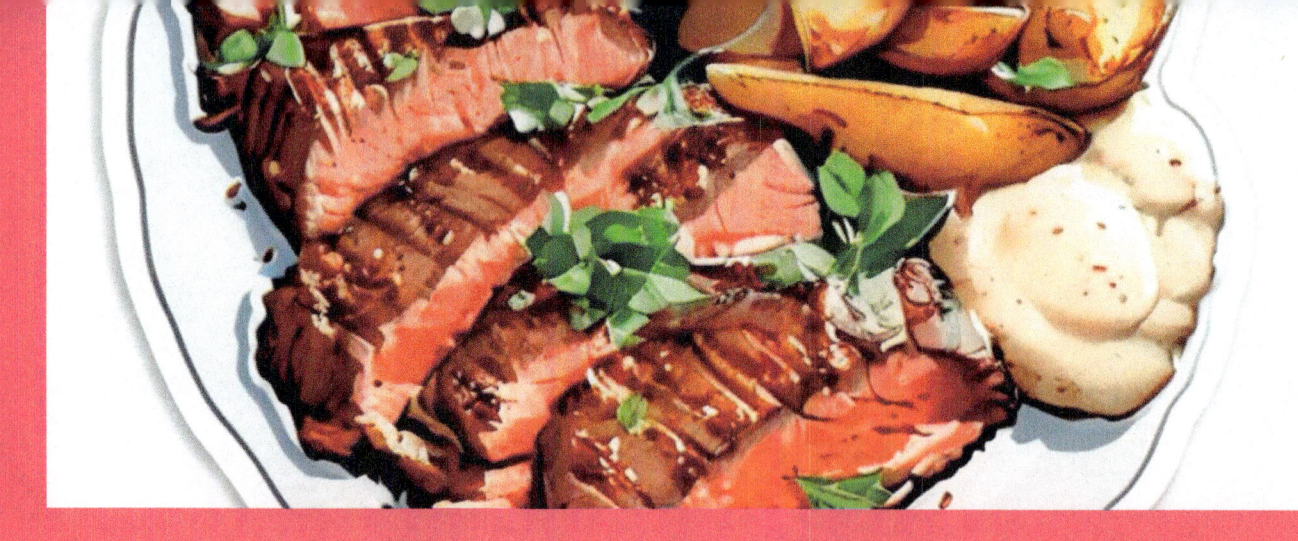

Temps de préparation: 15 minutes    Temps de cuisson: 25 minutes    Portions: 4

### INGRÉDIENTS

1. 4 steaks (comme le faux-filet, le contre-filet ou le rumsteck)
2. 2 cuillères à soupe d'huile d'olive, divisées
3. 2 gousses d'ail, hachées
4. Sel et poivre, au goût
5. 1 cuillère à café de thym séché
6. 1 cuillère à café de romarin séché
7. 1 livre de carottes, pelées et coupées en bâtonnets
8. 1 livre de choux de Bruxelles, coupés en deux
9. 1 oignon rouge, coupé en quartiers
10. Persil frais, pour la garniture

### INSTRUCTIONS

1. Préchauffez le four à 425°F (220°C).
2. Dans un bol, mélangez les carottes, les choux de Bruxelles et l'oignon rouge avec 1 cuillère à soupe d'huile d'olive, du sel, du poivre, du thym séché et du romarin séché. Disposez les légumes sur une plaque de cuisson en une seule couche.
3. Faites rôtir les légumes dans le four préchauffé pendant 20 à 25 minutes, jusqu'à ce qu'ils soient tendres et caramélisés.
4. Pendant ce temps, chauffez un grill ou une poêle à griller à feu moyen-élevé. Frottez les steaks avec le reste de l'huile d'olive et assaisonnez avec du sel, du poivre et de l'ail haché.
5. Grillez les steaks pendant 4 à 5 minutes de chaque côté pour une cuisson à point, ou jusqu'à la cuisson désirée.
6. Laissez reposer les steaks pendant 5 minutes avant de servir.
7. Servez les steaks grillés avec les légumes rôtis.
8. Parsemez de persil frais et régalez-vous.

### AVANTAGE

Le steak grillé aux légumes rôtis est un repas équilibré, riche en nutriments, riche en protéines et en nutriments, faible en glucides. Il contient des minéraux vitaux comme le fer et le zinc.

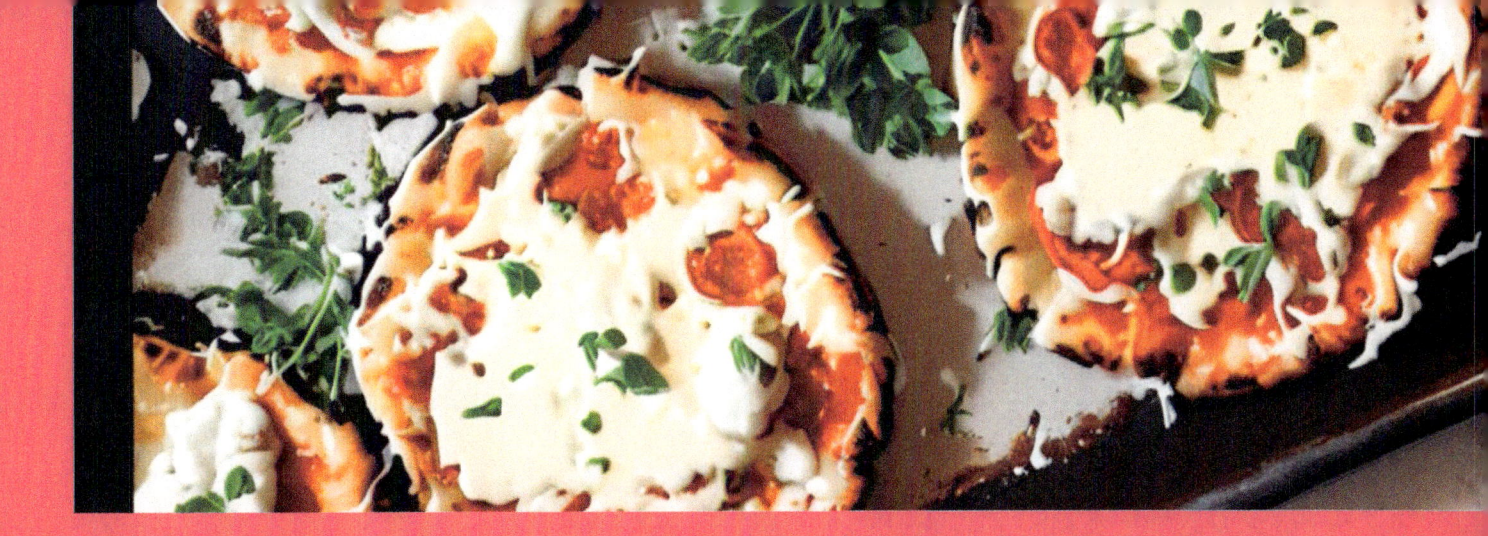

## Aubergine parmesane

Temps de préparation: 20 minutes    Temps de cuisson: 45 minutes    Portions: 4

### INGRÉDIENTS

1. 2 grosses aubergines, tranchées en rondelles de 1/4 de pouce
2. 1 cuillère à soupe de sel
3. 1 tasse de farine tout usage
4. 3 gros œufs, battus
5. 2 tasses de chapelure
6. 1/2 tasse de fromage Parmesan râpé
7. 1 cuillère à café d'origan séché
8. 1 cuillère à café de basilic séché
9. 1 cuillère à café de poudre d'ail
10. 2 tasses de sauce marinara
11. 2 tasses de fromage mozzarella râpé
12. Feuilles de basilic frais, pour garnir

### INSTRUCTIONS

1. Saupoudrez les tranches d'aubergine de sel ; laissez reposer pendant 30 minutes, puis rincez et épongez-les.
2. Préchauffez le four à 375°F (190°C).
3. Placez la farine dans un bol, les œufs battus dans un autre, et un mélange de chapelure, de fromage Parmesan râpé, d'origan séché, de basilic séché et de poudre d'ail dans un troisième.
4. Passez les tranches dans la farine, les œufs, puis la chapelure.
5. Faites cuire les tranches d'aubergine au four pendant 20 minutes, en les retournant à mi-cuisson.
6. Étalez 1/2 tasse de sauce marinara au fond d'un plat à gratin de 9x13 pouces. Disposez une couche de tranches d'aubergine cuites sur la sauce.
7. Ajoutez par-dessus les tranches d'aubergine 1 tasse de sauce marinara et 1 tasse de fromage mozzarella râpé.
8. Répétez les couches avec les tranches d'aubergine restantes, la sauce marinara et le fromage mozzarella.
9. Faites cuire au four pendant 20 à 25 minutes.
10. Laissez refroidir quelques minutes avant de servir. Garnissez de feuilles de basilic frais.

### AVANTAGE

L'aubergine parmesan est un plat végétarien riche en antioxydants et en fibres, favorisant la santé cardiaque et réduisant l'inflammation.

# BONUS

# DESSERTS FAIBLES EN GLUCIDES

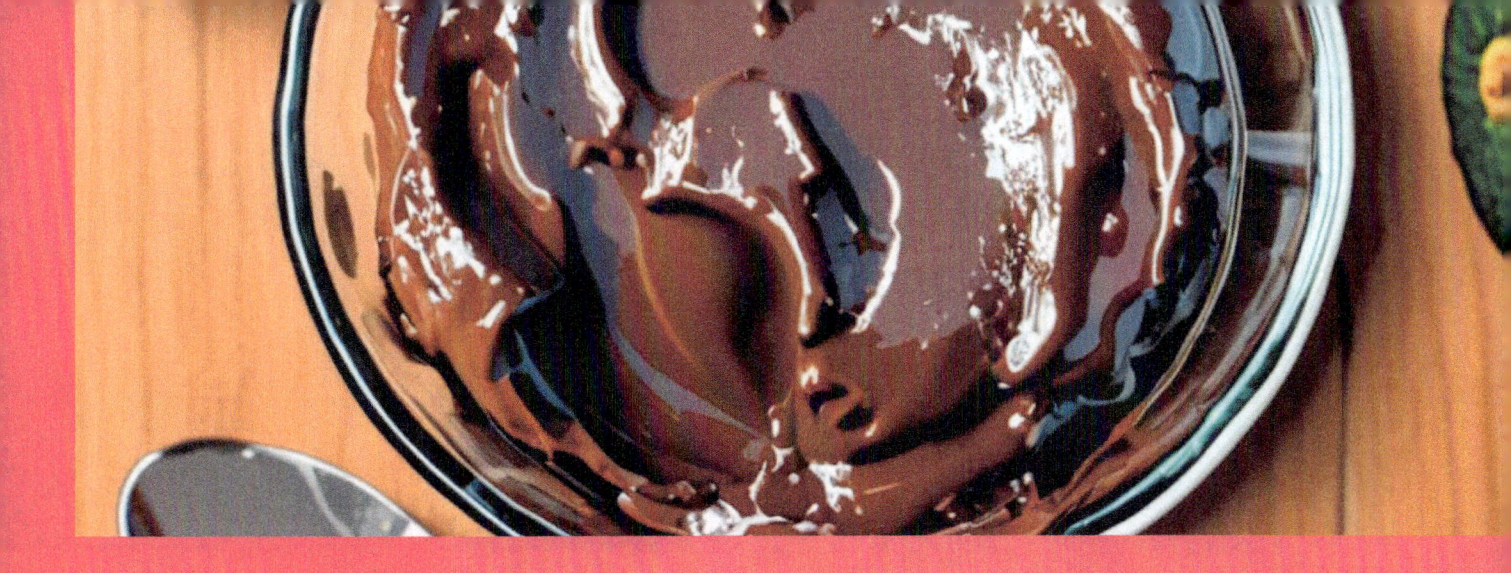

## Mousse Chocolat-Avocat

Temps de préparation: 10 minutes    Temps de cuisson: 0 minutes    Portions: 2

### INGRÉDIENTS

1. 1 avocat mûr
2. 2 cuillères à soupe de poudre de cacao
3. 2 cuillères à soupe de miel ou de sirop d'érable
4. 1/2 cuillère à café d'extrait de vanille
5. Pincée de sel
6. Garnitures optionnelles : copeaux de chocolat, baies, crème fouettée, noix hachées

### INSTRUCTIONS

1. Prélevez la chair de l'avocat mûr et mettez-la dans un mixeur ou un robot culinaire.
2. Ajoutez la poudre de cacao, le miel ou le sirop d'érable, l'extrait de vanille et une pincée de sel dans le mixeur.
3. Mélangez jusqu'à obtenir une texture lisse et crémeuse, en raclant les parois si nécessaire.
4. Goûtez et ajustez la douceur si nécessaire en ajoutant plus de miel ou de sirop d'érable.
5. Répartissez la mousse d'avocat au chocolat dans des bols ou des verres.
6. Laissez refroidir au réfrigérateur pendant au moins 30 minutes avant de servir.
7. Optionnel: Décorez avec des copeaux de chocolat, des baies, de la crème fouettée ou des noix hachées avant de servir.

### AVANTAGE

La mousse au chocolat et à l'avocat est une option de dessert saine et gourmande. L'avocat fournit des graisses saines et une texture crémeuse, tandis que la poudre de cacao ajoute une riche saveur de chocolat sans sucre ajouté.

## Baies avec Crème Fouettée

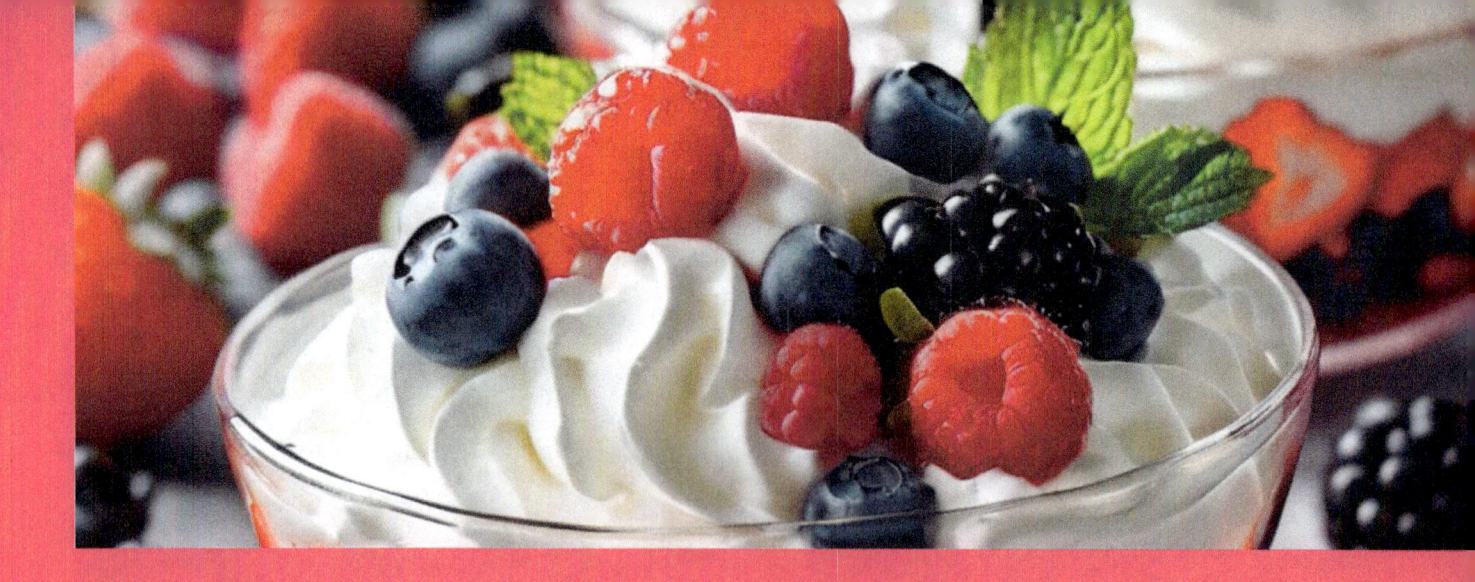

Temps de préparation: 5 minutes     Temps de cuisson: 0 minutes     Portions: 2

### INGRÉDIENTS

1. 1 tasse de baies mélangées (comme des fraises, des myrtilles, des framboises ou des mûres)
2. 1/2 tasse de crème épaisse
3. 1 cuillère à soupe de sucre glace (facultatif)
4. 1/2 cuillère à café d'extrait de vanille
5. Feuilles de menthe, pour la garniture (facultatif)

### INSTRUCTIONS

1. Lavez les baies mélangées et épongez-les avec un essuie-tout.
2. Dans un bol, mélangez la crème épaisse, le sucre glace (si vous en utilisez) et l'extrait de vanille.
3. Utilisez un batteur électrique ou un fouet pour fouetter la crème jusqu'à ce qu'elle forme des pics mous.
4. Spoon la crème fouettée dans des bols ou des verres de service.
5. Arrangez les baies mélangées sur la crème fouettée.
6. Garnissez de feuilles de menthe si désiré.
7. Servez immédiatement et dégustez vos Baies avec Crème Fouettée.

**AVANTAGE**

Les Baies avec Crème Fouettée sont une option de dessert légère et rafraîchissante. Les baies sont faibles en calories et riches en vitamines, minéraux et antioxydants, tandis que la crème fouettée ajoute une texture crémeuse et indulgente.

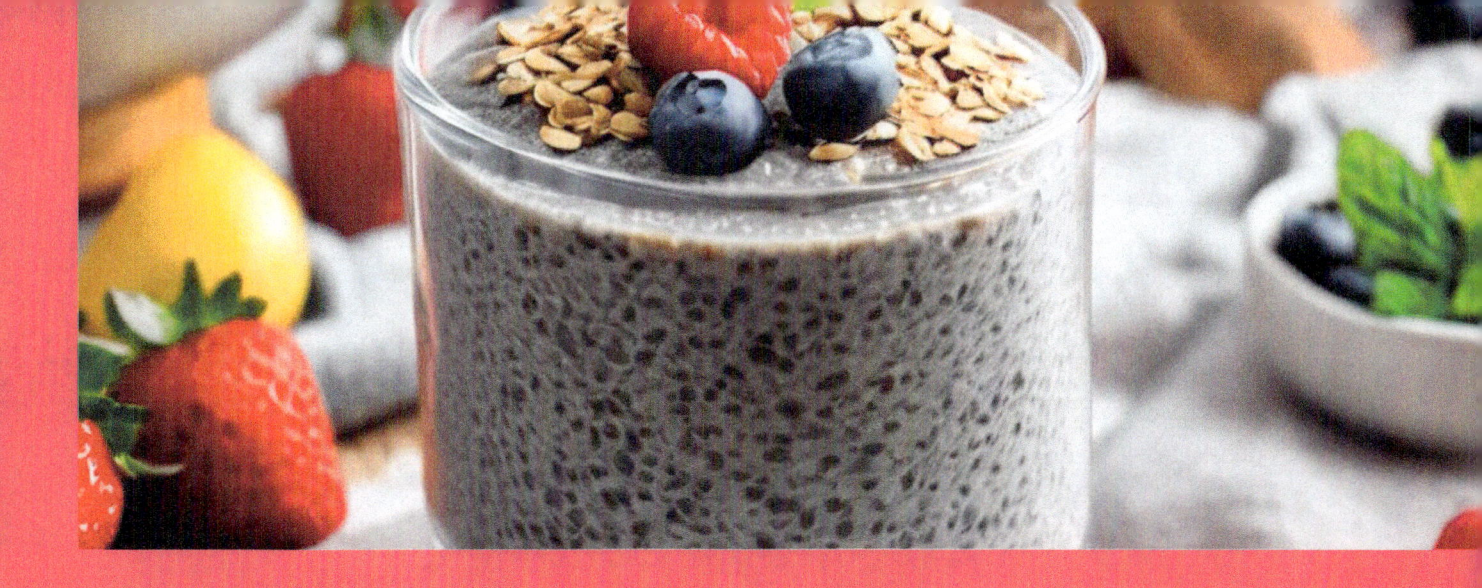

## Pudding aux graines de chia

Temps de préparation: 5 minutes (plus le temps de refroidissement)  Temps de cuisson: 0 minutes   Portions: 2

### INGRÉDIENTS

1. 1/4 tasse de graines de chia
2. 1 tasse de lait (lait de vache ou lait végétal)
3. 1 cuillère à soupe de miel ou de sirop d'érable (en option)
4. 1/2 cuillère à café d'extrait de vanille
5. Fruits frais, noix ou graines pour garnir (en option)

### INSTRUCTIONS

1. Dans un bol ou un bocal, mélangez les graines de chia, le lait, le miel ou le sirop d'érable (si vous en utilisez) et l'extrait de vanille.
2. Remuez bien pour combiner, en vous assurant que les graines de chia sont réparties uniformément.
3. Couvrir le bol ou le bocal et réfrigérer pendant au moins 2 heures, ou toute la nuit, jusqu'à ce que le mélange épaississe et prenne une consistance semblable à un pudding.
4. Remuez le pudding de graines de chia avant de servir pour redistribuer les graines.
5. Répartissez le pudding dans des bols ou des verres.
6. Ajoutez des fruits frais, des noix ou des graines sur le dessus, si désiré.
7. Servez frais et dégustez votre Pudding aux graines de chia.

### AVANTAGE

Le pudding aux graines de chia est une option de désert riche en nutriments et satisfaisante. Les graines de chia sont riches en fibres, en acides gras oméga-3, en protéines et en diverses vitamines et minéraux, ce qui en fait un complément nutritif à votre alimentation.

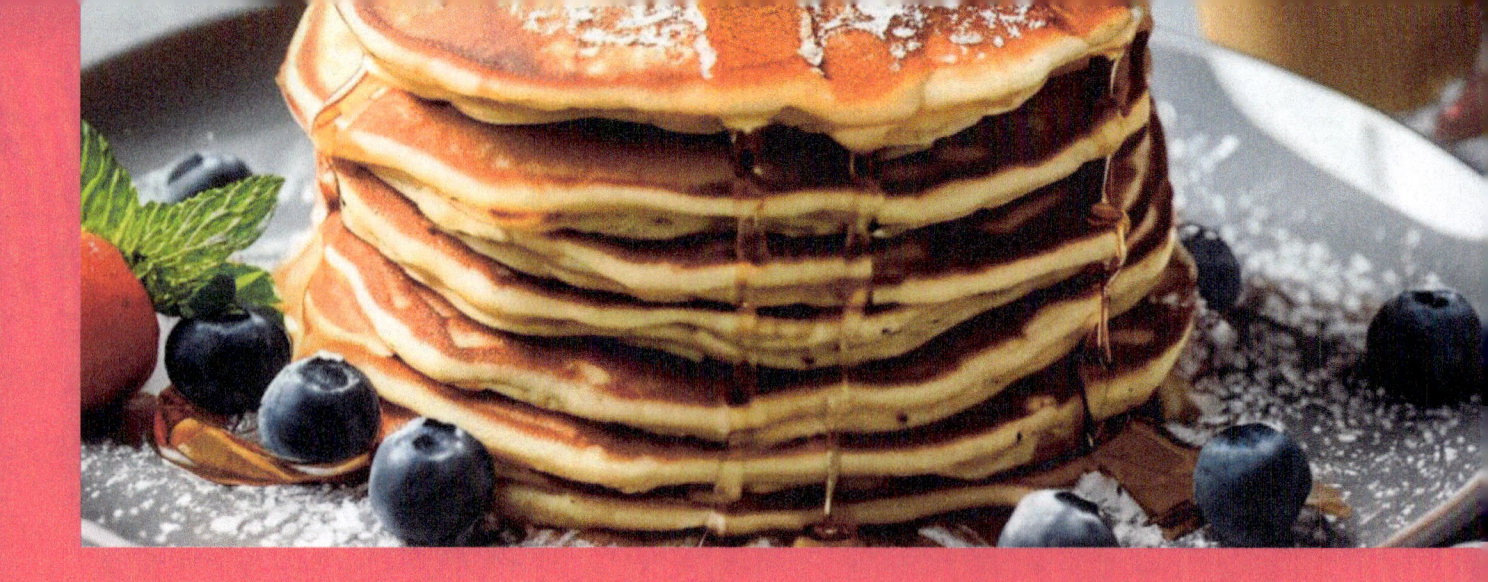

# Crêpes à la Farine de Noix de Coco

Temps de préparation: 10 minutes     Temps de cuisson: 10 minutes     Portions: 2-3 (environ 6 crêpes)

## INGRÉDIENTS

1. 1/2 tasse de farine de noix de coco
2. 4 gros œufs
3. 1/2 tasse de lait de coco (ou tout autre lait de votre choix)
4. 2 cuillères à soupe de miel ou de sirop d'érable
5. 1 cuillère à café de levure chimique
6. 1/2 cuillère à café d'extrait de vanille
7. Pincée de sel
8. Huile de coco ou beurre pour la cuisson
9. Garnitures facultatives : fruits frais, sirop d'érable, noix de coco râpée, noix hachées

## INSTRUCTIONS

1. Mélangez la farine de noix de coco, les œufs, le lait de coco, le miel ou le sirop d'érable, la levure chimique, l'extrait de vanille et le sel jusqu'à obtenir une pâte lisse.
2. Chauffez une poêle graissée à feu moyen.
3. Versez 1/4 tasse de pâte sur la poêle pour chaque pancake.
4. Faites cuire pendant 2 à 3 minutes, jusqu'à ce que des bulles se forment.
5. Retournez et faites cuire pendant encore 2 à 3 minutes, jusqu'à ce qu'ils soient dorés.
6. Répétez avec le reste de la pâte.
7. Servez chaud avec les garnitures de votre choix.

## AVANTAGE

Les crêpes à la farine de noix de coco sont sans gluten, ce qui les rend adaptées aux personnes sensibles au gluten ou à la maladie coeliaque. La farine de noix de coco est également riche en fibres, ce qui peut favoriser la santé digestive et vous aider à vous sentir rassasié pendant de longues périodes.

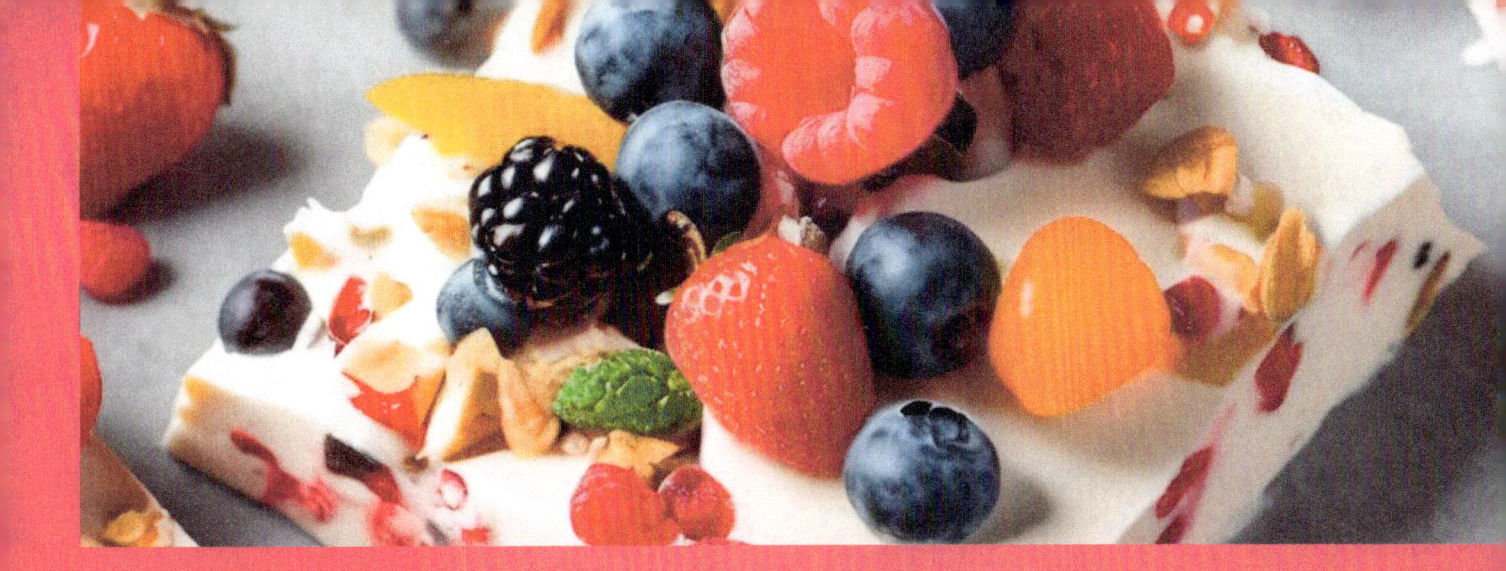

# Écorce de yaourt glacé

Temps de préparation: 5 minutes    Temps de congélation: 2 heures    Portions: 4

## INGRÉDIENTS

1. 2 tasses de yaourt grec
2. 2 cuillères à soupe de miel ou de sirop d'érable
3. 1/2 cuillère à café d'extrait de vanille
4. 1/2 tasse de baies mélangées (comme des fraises, des myrtilles, des framboises)
5. 2 cuillères à soupe de noix de coco râpée
6. 2 cuillères à soupe de noix hachées (comme des amandes, des noix)

## INSTRUCTIONS

1. Dans un bol, mélangez le yaourt grec, le miel ou le sirop d'érable et l'extrait de vanille. Remuez jusqu'à obtenir un mélange homogène.
2. Tapissez une plaque à pâtisserie de papier sulfurisé.
3. Versez le mélange de yaourt sur le papier sulfurisé et étalez-le uniformément en forme de rectangle ou de carré, d'environ 1/4 pouce d'épaisseur.
4. Saupoudrez uniformément les baies mélangées, la noix de coco râpée et les noix hachées sur la couche de yaourt.
5. Placez la plaque à pâtisserie au congélateur et laissez-la congeler pendant au moins 2 heures, ou jusqu'à ce que le yaourt soit ferme.
6. Une fois congelé, retirez l'écorce de yaourt du congélateur et cassez-la en morceaux à l'aide de vos mains ou d'un couteau.
7. Servez immédiatement comme collation ou dessert rafraîchissant.

**AVANTAGE**

L'écorce de yaourt glacé est une friandise saine et rafraîchissante, facile à préparer et à personnaliser. Le yaourt grec fournit des protéines et des probiotiques, tandis que le miel ou le sirop d'érable ajoutent de la douceur.

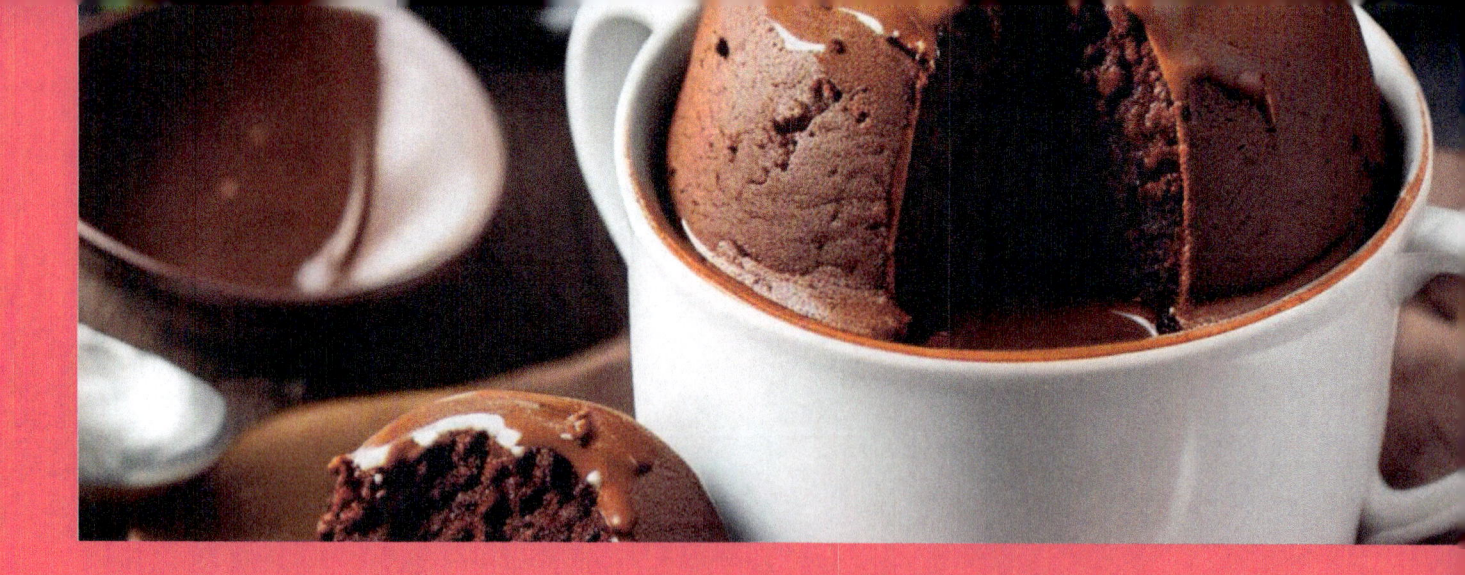

## Gâteau au Chocolat dans une Tasse

Temps de préparation: 5 minutes     Temps de cuisson: 1-2 minutes     Portions: 1

### INGRÉDIENTS

1. 3 cuillères à soupe de farine d'amande
2. 2 cuillères à soupe de poudre de cacao non sucrée
3. 2 cuillères à soupe d'érythritol granulé (ou l'édulcorant keto préféré)
4. 1/2 cuillère à café de levure chimique
5. Pincée de sel
6. 1 gros œuf
7. 2 cuillères à soupe de beurre fondu (ou d'huile de coco)
8. 1/2 cuillère à café d'extrait de vanille
9. 1 cuillère à soupe d'eau (ou de lait d'amande)
10. Facultatif: pépites de chocolat sans sucre ou noix pour garnir

### INSTRUCTIONS

1. Dans une tasse allant au micro-ondes, mélangez la farine d'amande, la poudre de cacao, l'érythritol granulé, la levure chimique et le sel. Remuez bien pour assurer une répartition uniforme.
2. Ajoutez l'œuf, le beurre fondu, l'extrait de vanille et l'eau dans la tasse. Mélangez bien jusqu'à l'obtention d'une pâte lisse.
3. Placez la tasse au micro-ondes à puissance élevée pendant 1 à 2 minutes. Commencez par 1 minute, puis vérifiez le gâteau ; s'il n'est pas pris, continuez à le cuire au micro-ondes par incréments de 15 secondes jusqu'à ce qu'il soit cuit. Le gâteau doit être ferme mais moelleux.
4. Laissez refroidir le gâteau pendant une minute avant de le déguster. Facultativement, garnissez de pépites de chocolat sans sucre ou de noix.

### AVANTAGE

Ce mug cake au chocolat faible en glucides est un dessert rapide et facile qui satisfait les envies de chocolat sans le contenu élevé en glucides des gâteaux traditionnels. Il est parfait pour ceux qui suivent un régime pauvre en glucides ou cétogène.

# RECETTES DU JOUR MOYENNES EN GLUCIDES

# CHAPITRE 7
# CHOIX DE PETIT DÉJEUNER MOYEN EN GLUCIDES

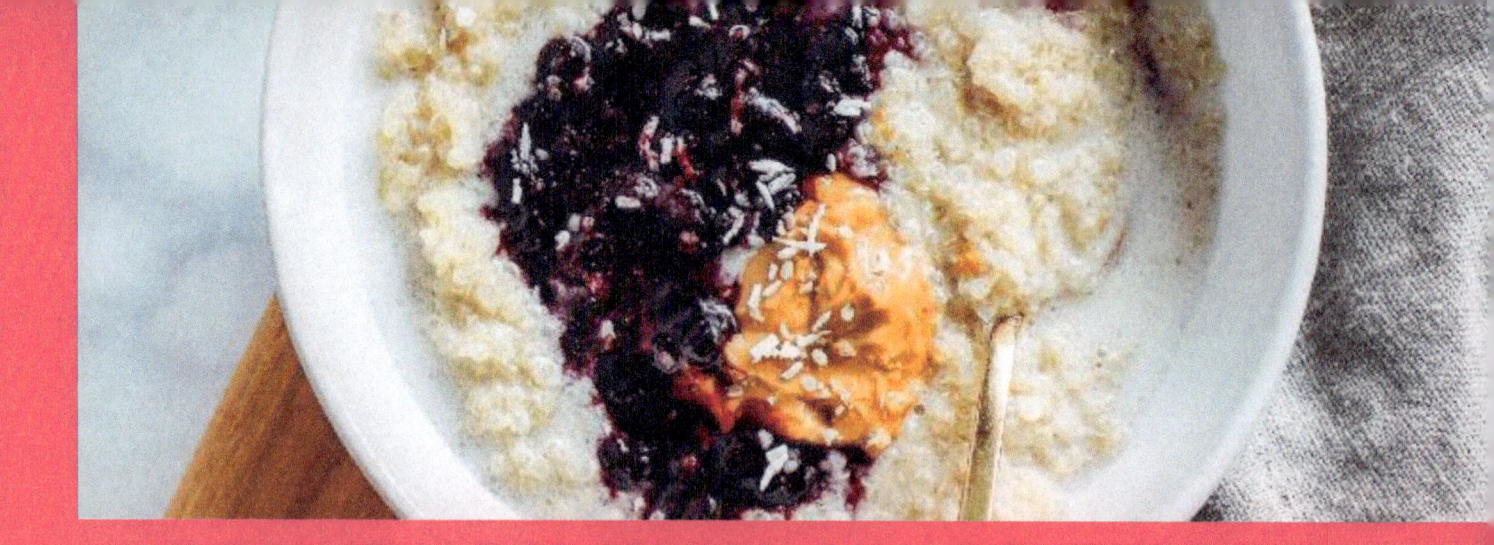

## Bol de Quinoa pour le Petit-Déjeuner

Temps de préparation: 5 minutes   Temps de cuisson: 15 minutes   Portions: 2

### INGRÉDIENTS

1. 1/2 tasse de quinoa
2. 1 tasse d'eau ou de lait (lait de vache ou non laitier)
3. 1 cuillère à soupe de miel ou de sirop d'érable
4. 1/2 cuillère à café de cannelle en poudre
5. 1/2 tasse de fruits frais mélangés (comme des baies, des tranches de banane ou des pommes hachées)
6. 2 cuillères à soupe de noix ou de graines (comme des amandes, des noix ou des graines de citrouille)
7. 2 cuillères à soupe de yaourt grec ou de yaourt de coco (en option)
8. Filet de miel ou de sirop d'érable (en option)

### INSTRUCTIONS

1. Rincez le quinoa à l'eau froide dans une passoire fine.
2. Dans une petite casserole, combinez le quinoa et l'eau ou le lait. Portez à ébullition à feu moyen-vif.
3. Réduisez le feu à doux, couvrez et laissez mijoter pendant 12 à 15 minutes, ou jusqu'à ce que le quinoa soit cuit et que le liquide soit absorbé.
4. Retirez du feu et laissez reposer, couvert, pendant 5 minutes.
5. Égrenez le quinoa à l'aide d'une fourchette et incorporez-y le miel ou le sirop d'érable et la cannelle en poudre.
6. Répartissez le quinoa cuit dans deux bols de service.
7. Ajoutez sur chaque bol des fruits frais mélangés et des noix ou des graines.
8. Facultativement, ajoutez une cuillerée de yaourt grec ou de yaourt de coco et arrosez de miel ou de sirop d'érable pour plus de douceur.
9. Servez chaud.

### AVANTAGE

Quinoa est une protéine complète, contenant tous les neuf acides aminés essentiels, ce qui en fait une excellente source de protéines d'origine végétale. De plus, il est riche en fibres, en vitamines et en minéraux, tels que le magnésium, le fer et le zinc.

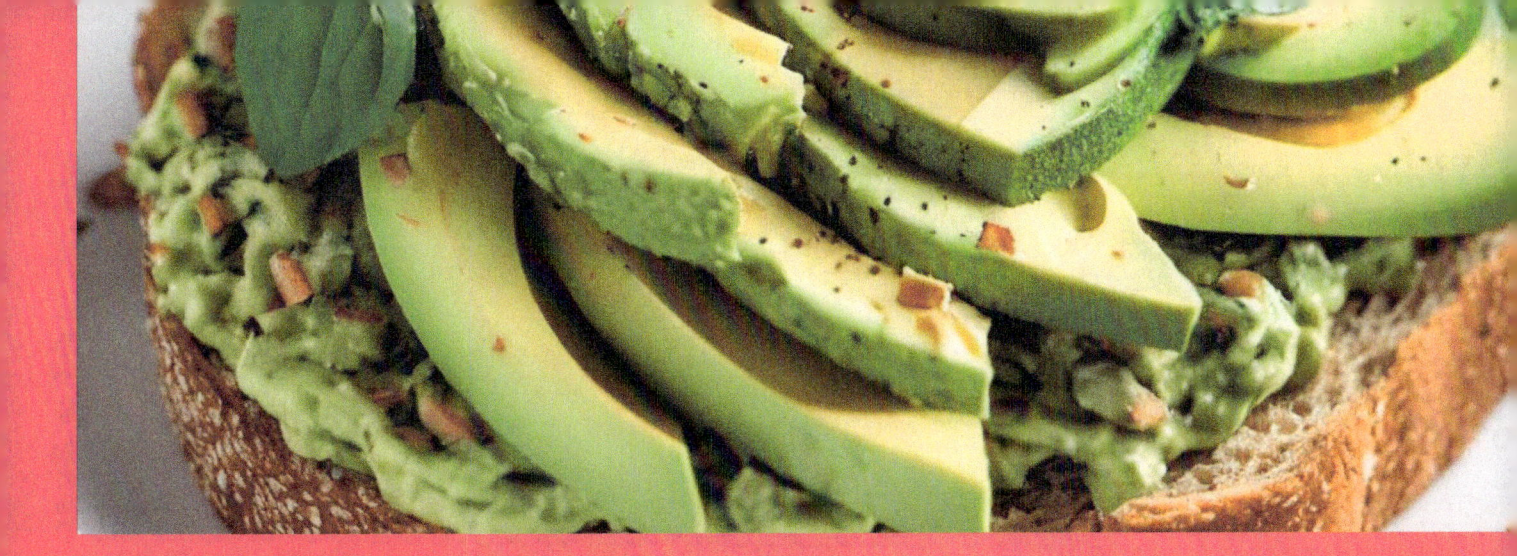

## Tartine à l'Avocat au Pain Complet

Temps de préparation: 5 minutes   Temps de cuisson: 5 minutes   Portions: 2

### INGRÉDIENTS

1. 2 tranches de pain complet
2. 1 avocat mûr
3. 1 cuillère à soupe de jus de citron
4. Sel et poivre selon le goût
5. Garnitures facultatives : tomates cerises, concombre tranché, rondelles de radis, jeunes pousses, graines de sésame, piments rouges écrasés

### INSTRUCTIONS

1. Faites griller les tranches de pain complet jusqu'à ce qu'elles soient dorées et croustillantes.
2. Pendant que le pain grille, coupez l'avocat en deux et retirez le noyau.
3. À l'aide d'une fourchette, écrasez la chair de l'avocat dans un petit bol jusqu'à obtenir une consistance lisse.
4. Incorporez le jus de citron, le sel et le poivre selon votre goût, en mélangeant bien.
5. Étalez uniformément la purée d'avocat sur les tranches de pain grillées.
6. Ajoutez les garnitures facultatives de votre choix, telles que des tomates cerises, des tranches de concombre, des rondelles de radis, des jeunes pousses, des graines de sésame ou des piments rouges écrasés.
7. Servez immédiatement.

**AVANTAGE**

Pain complet offre des glucides complexes, des fibres et des éléments nutritifs essentiels, tandis que l'avocat apporte des graisses saines, des vitamines et des minéraux. L'avocat est riche en graisses mono-insaturées bénéfiques pour le cœur et en potassium, qui peut aider à réguler la pression artérielle.

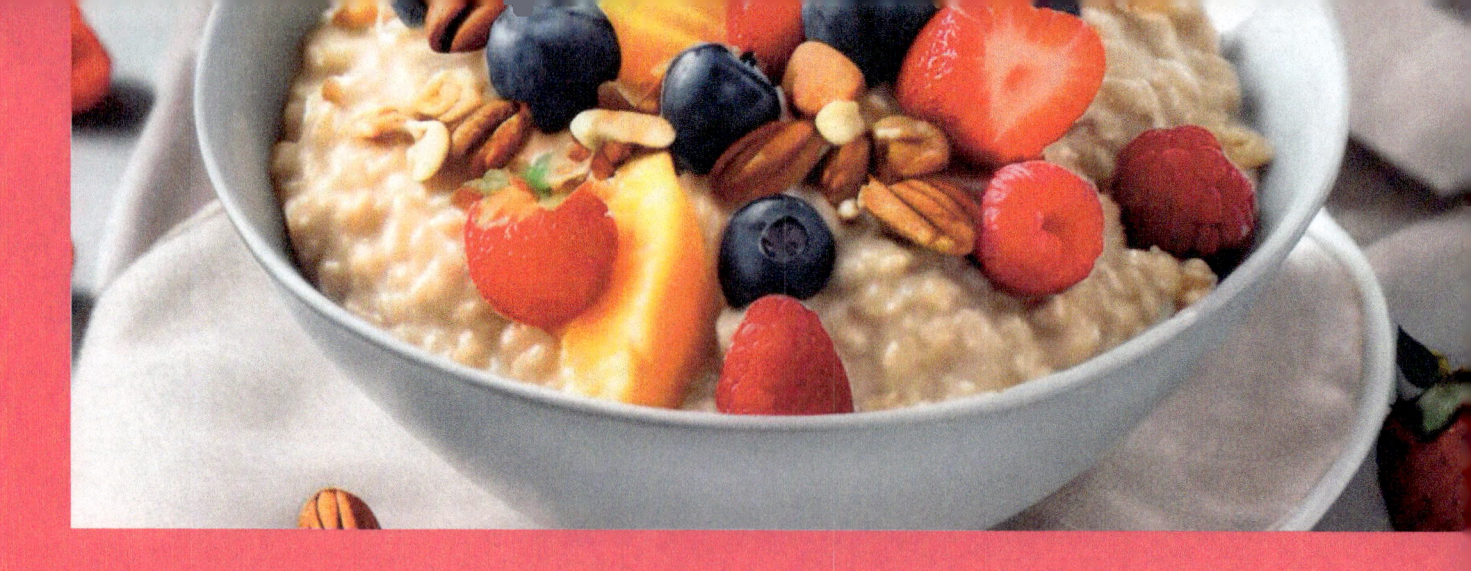

## Gruau aux fruits et noix

Temps de préparation: 5 minutes   Temps de cuisson: 10 minutes   Portions: 2

### INGRÉDIENTS

1. 1 tasse de flocons d'avoine
2. 2 tasses d'eau ou de lait (lait de vache ou lait végétal)
3. Pincée de sel
4. 1/2 cuillère à café de cannelle en poudre
5. 1 banane mûre, écrasée
6. 1/4 tasse de noix hachées (comme des amandes, des noix ou des noix de pécan)
7. 1/4 tasse de fruits secs ou frais mélangés (comme des baies, des pommes hachées ou des bananes en rondelles)
8. Miel ou sirop d'érable pour arroser (facultatif)

### INSTRUCTIONS

1. Dans une casserole, portez l'eau ou le lait à ébullition à feu moyen-élevé.
2. Incorporez les flocons d'avoine, le sel et la cannelle en poudre.
3. Réduisez le feu à moyen-doux et laissez mijoter pendant 5 à 7 minutes, en remuant de temps en temps, jusqu'à ce que les flocons d'avoine soient cuits et que le mélange épaississe à la consistance désirée.
4. Une fois les flocons d'avoine cuits, retirez la casserole du feu.
5. Incorporez la banane écrasée jusqu'à ce que le mélange soit bien homogène.
6. Répartissez le porridge entre deux bols de service.
7. Ajoutez des noix hachées et des fruits secs mélangés sur chaque bol.
8. Facultativement, arrosez de miel ou de sirop d'érable pour plus de douceur.
9. Servez chaud.

### AVANTAGE

Le porridge aux fruits et aux noix est une option de petit-déjeuner riche en fibres et énergisante, fournissant des glucides complexes, des vitamines, des minéraux et des antioxydants, qui peuvent aider à réguler le taux de sucre dans le sang et à favoriser la santé digestive.

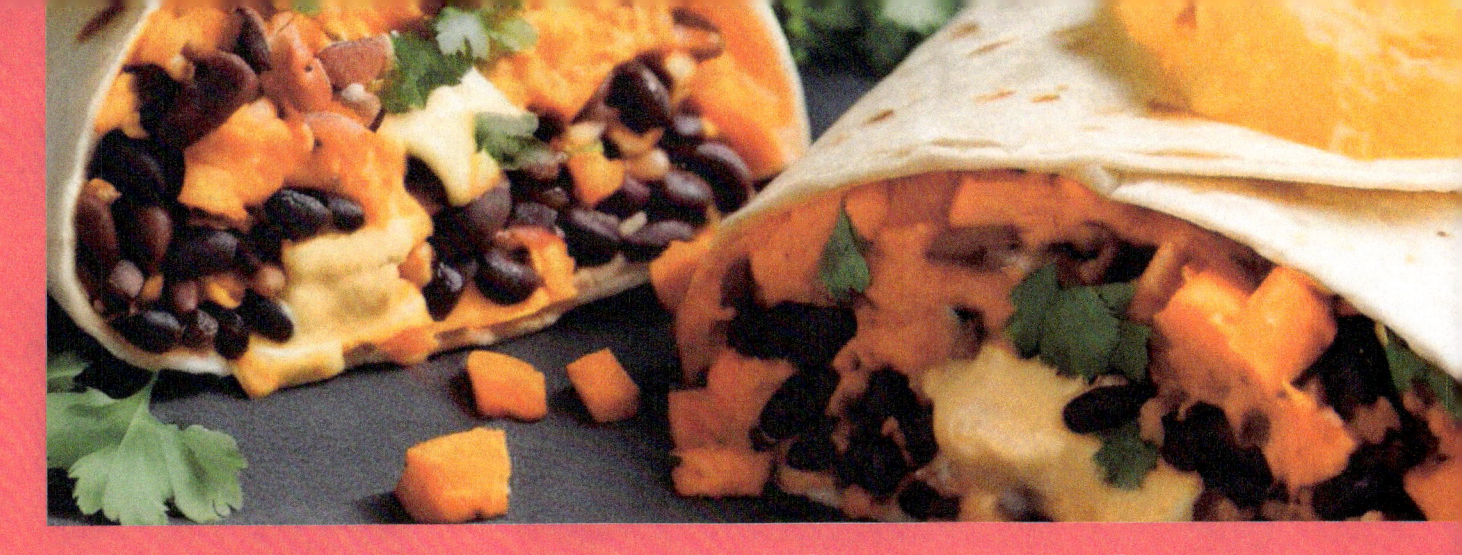

## Burrito au petit-déjeuner à la patate douce et aux haricots noirs

Temps de préparation: 15 minutes   Temps de cuisson: 25 minutes   Portions: 4

### INGRÉDIENTS

1. 2 patates douces de taille moyenne, pelées et coupées en dés
2. 1 cuillère à soupe d'huile d'olive
3. 1 cuillère à café de cumin moulu
4. 1 cuillère à café de poudre de chili
5. Sel et poivre selon le goût
6. 1 boîte (15 onces) de haricots noirs, égouttés et rincés
7. 1 tasse de poivrons coupés en dés (de n'importe quelle couleur)
8. 1/2 tasse d'oignon rouge coupé en dés
9. 4 gros œufs
10. 4 grandes tortillas de blé entier
11. 1/2 tasse de fromage râpé (comme du cheddar ou du pepper jack)
12. Facultatif : salsa, tranches d'avocat ou yaourt grec pour servir

### INSTRUCTIONS

1. Préchauffez le four à 400°F (200°C).
2. Mélangez les dés de patates douces avec l'huile d'olive, le cumin, la poudre de chili, le sel et le poivre dans un grand bol. Rôtissez pendant 20 à 25 minutes jusqu'à ce qu'ils soient tendres, en remuant à mi-cuisson.
3. Dans une poêle, faites chauffer un peu d'huile d'olive à feu moyen. Ajoutez les poivrons et l'oignon rouge coupés en dés, et faites cuire jusqu'à ce qu'ils soient ramollis, environ 5 à 7 minutes.
4. Ajoutez les haricots noirs à la poêle avec les légumes cuits, et faites chauffer pendant encore 2 à 3 minutes. Assaisonnez avec du sel et du poivre selon votre goût.
5. Faites cuire les œufs brouillés.
6. Réchauffez les tortillas. Assemblez les burritos avec les patates douces, le mélange de haricots noirs, les œufs et le fromage.
7. Servez immédiatement avec des garnitures facultatives.

### AVANTAGE

Le burrito au petit-déjeuner à la patate douce et aux haricots noirs offre un repas du matin riche en protéines et en fibres. Les patates douces offrent des glucides complexes et des vitamines, tandis que les haricots noirs ajoutent des protéines et des fibres d'origine végétale.

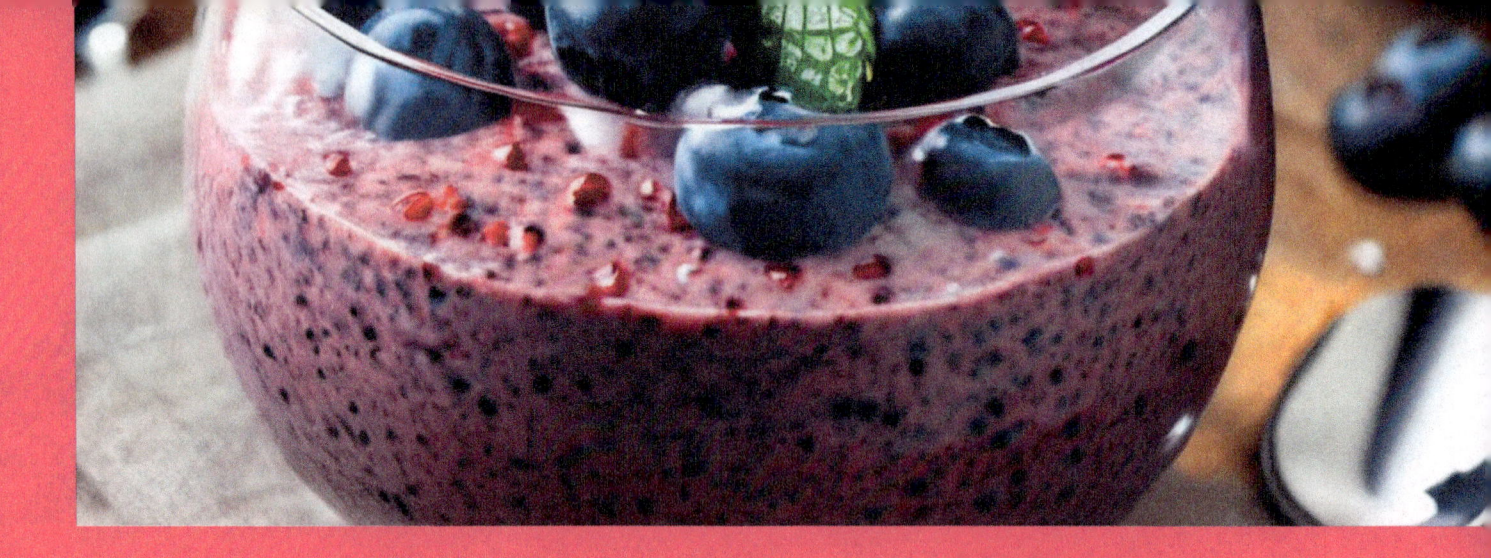

## Pudding de graines de chia aux myrtilles

Temps de préparation: 5 minutes    Temps de refroidissement: 4 heures ou toute la nuit
Portions: 2

### INGRÉDIENTS

1. 1/4 tasse de graines de chia
2. 1 tasse de lait d'amande (ou tout autre lait de votre choix)
3. 1 cuillère à soupe de miel ou sirop d'érable
4. 1/2 cuillère à café d'extrait de vanille
5. 1/2 tasse de myrtilles fraîches ou congelées
6. Garnitures optionnelles: myrtilles supplémentaires, amandes effilées, noix de coco râpée

### INSTRUCTIONS

1. Dans un bol ou un bocal, mélangez les graines de chia, le lait d'amande, le miel ou le sirop d'érable et l'extrait de vanille. Remuez bien pour bien mélanger.
2. Incorporez délicatement les myrtilles, en écrasant certaines d'entre elles avec le dos d'une fourchette pour libérer leur jus.
3. Couvrir le bol ou le bocal et réfrigérer pendant au moins 4 heures ou toute la nuit, jusqu'à ce que le pudding de chia ait épaissi pour obtenir une consistance semblable à celle d'un pudding.
4. Remuez le pudding avant de servir pour répartir uniformément les graines de chia et les myrtilles.
5. Répartissez le pudding de graines de chia aux myrtilles dans des bols ou des verres.
6. Ajoutez des myrtilles supplémentaires, des amandes effilées ou de la noix de coco râpée, si désiré.
7. Servir frais.

### AVANTAGE

Le pudding de graines de chia aux myrtilles regorge d'antioxydants des myrtilles et d'acides gras oméga-3 des graines de chia, essentiels pour la santé cardiaque, la fonction cérébrale et la réduction de l'inflammation. Ils aident également à combattre le stress oxydatif.

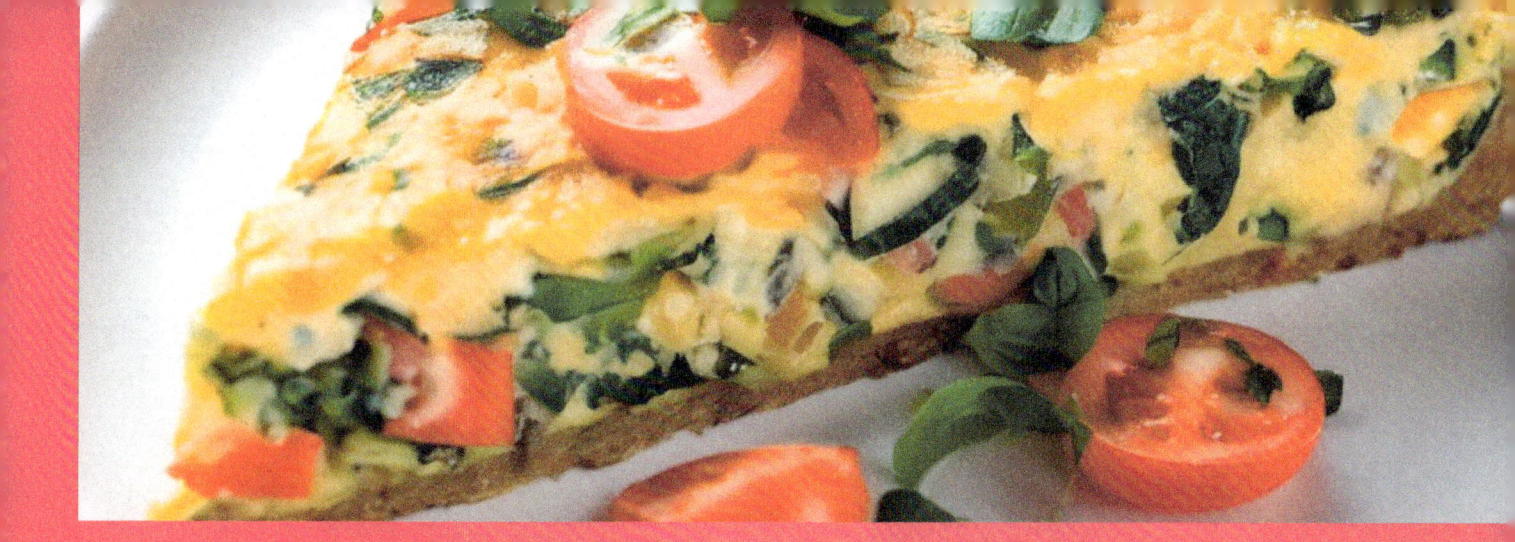

# Frittata aux Légumes avec Pain Complet

Temps de préparation: 10 minutes     Temps de cuisson: 20 minutes     Portions: 4

## INGRÉDIENTS

1. 1 cuillère à soupe d'huile d'olive
2. 1 petit oignon, coupé en dés
3. 1 poivron, coupé en dés
4. 1 courgette, coupée en dés
5. 1 tasse de feuilles d'épinards
6. 8 gros œufs
7. 1/4 tasse de lait (laitier ou végétal)
8. Sel et poivre selon le goût
9. 1/2 tasse de fromage râpé (facultatif)
10. 4 tranches de pain complet

## INSTRUCTIONS

1. Préchauffez le four à 375°F (190°C).
2. Faites chauffer l'huile d'olive dans une poêle allant au four à feu moyen. Ajoutez l'oignon et le poivron, faites cuire jusqu'à ce qu'ils ramollissent, environ 5 minutes.
3. Ajoutez la courgette et faites cuire encore 3 minutes. Incorporez les épinards et faites cuire jusqu'à ce qu'ils flétrissent.
4. Dans un bol, fouettez les œufs, le lait, le sel et le poivre. Versez le mélange d'œufs sur les légumes dans la poêle.
5. Cuisez sur la cuisinière pendant 2 à 3 minutes, jusqu'à ce que les bords commencent à prendre.
6. Transférez la poêle au four préchauffé et faites cuire au four pendant 10 à 12 minutes, ou jusqu'à ce que la frittata soit bien prise.
7. Si désiré, saupoudrez de fromage râpé sur le dessus et laissez fondre.
8. Faites griller les tranches de pain complet.
9. Servez la frittata aux légumes avec du pain complet grillé.

## AVANTAGE

La frittata aux légumes avec du pain complet offre un petit-déjeuner équilibré et riche en nutriments. La frittata est remplie de légumes, offrant des vitamines, des minéraux et des fibres, tandis que les œufs fournissent des protéines de haute qualité.

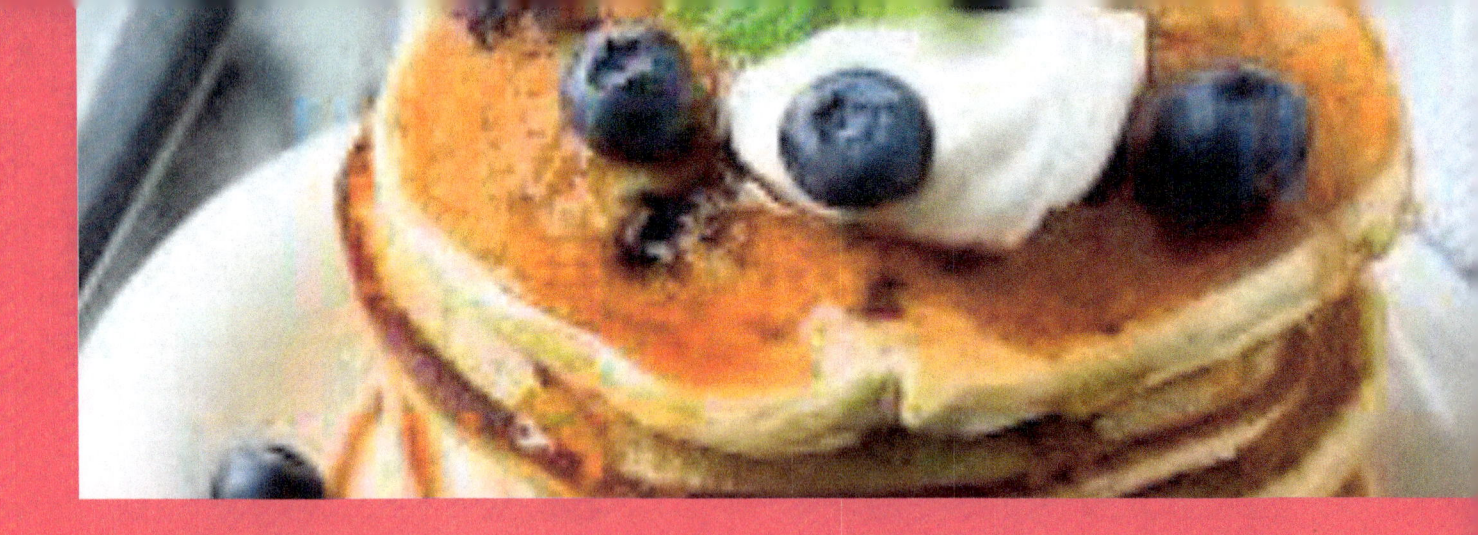

# Pancakes Protéinés aux Baies

Temps de préparation: 10 minutes     Temps de cuisson: 15 minutes     Portions: 2

## INGRÉDIENTS

1. 1 tasse de flocons d'avoine
2. 1 dose de poudre de protéines à la vanille
3. 1 cuillère à café de levure chimique
4. 1/2 cuillère à café de cannelle en poudre
5. 1/2 tasse de yaourt grec
6. 1/2 tasse de lait (laitier ou végétal)
7. 2 gros œufs
8. 1 cuillère à café d'extrait de vanille
9. 1 cuillère à soupe de miel ou sirop d'érable
10. 1 tasse de fruits mélangés (comme des myrtilles, des fraises, des framboises)
11. Spray de cuisson ou une petite quantité d'huile pour la poêle

## INSTRUCTIONS

1. Dans un mixeur, mélanger les flocons d'avoine, la poudre de protéines, la levure chimique et la cannelle. Mixer jusqu'à ce que les flocons d'avoine soient finement moulus.
2. Ajouter le yaourt grec, le lait, les œufs, l'extrait de vanille et le miel ou le sirop d'érable dans le mixeur. Mixer jusqu'à ce que la pâte soit lisse.
3. Chauffer une poêle antiadhésive ou une poêle à griller à feu moyen et graisser légèrement avec un spray de cuisson ou de l'huile.
4. Verser 1/4 tasse de pâte sur la poêle pour chaque pancake. Cuire jusqu'à ce que des bulles se forment à la surface, environ 2 à 3 minutes.
5. Retourner les pancakes et cuire encore 2 à 3 minutes, jusqu'à ce qu'ils soient dorés et cuits à cœur.
6. Répéter avec le reste de la pâte.
7. Servir les pancakes chauds, garnis de fruits mélangés.

## AVANTAGE

Ce sont des crêpes riches en protéines et énergisantes. La combinaison de flocons d'avoine, de fromage cottage et de blancs d'œufs offre une quantité substantielle de protéines pour aider à construire et à réparer les muscles, et vous maintenir rassasié(e) plus longtemps.

# RECETTES DU JOUR MOYENNES EN GLUCIDES

# CHAPITRE 8
# INSPIRATIONS POUR DÉJEUNERS MOYENS EN GLUCIDES

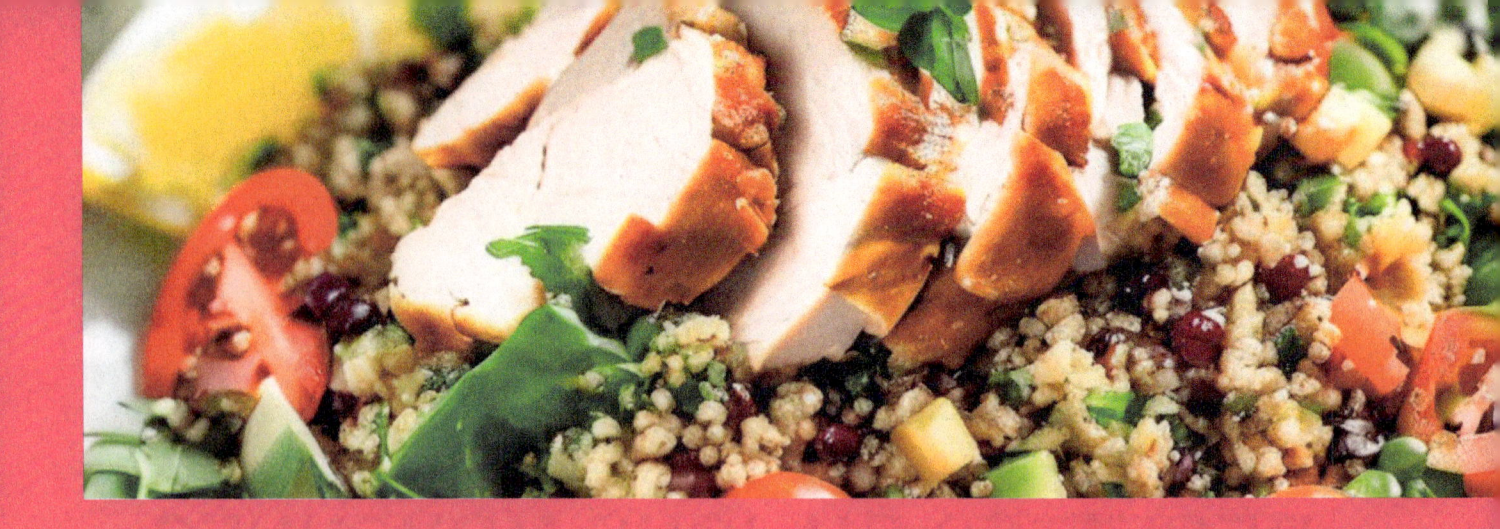

## Salade de poulet et quinoa

Temps de préparation: 15 minutes     Temps de cuisson: 20 minutes     Portions: 4

### INGRÉDIENTS

1. 1 tasse de quinoa
2. 2 tasses d'eau ou de bouillon de poulet
3. 2 poitrines de poulet désossées et sans peau
4. 1 cuillère à soupe d'huile d'olive
5. Sel et poivre selon le goût
6. 1 tasse de tomates cerises, coupées en deux
7. 1 concombre, coupé en dés
8. 1/4 tasse d'oignon rouge, finement haché
9. 1/4 tasse de fromage féta émietté
10. 2 cuillères à soupe de persil frais haché
11. Jus de 1 citron
12. 2 cuillères à soupe d'huile d'olive
13. 1 cuillère à soupe de vinaigre de vin rouge

### INSTRUCTIONS

1. Rincer le quinoa à l'eau froide. Dans une casserole moyenne, combiner le quinoa et l'eau ou le bouillon de poulet. Porter à ébullition, puis réduire le feu, couvrir et laisser mijoter pendant 15 minutes, ou jusqu'à ce que le quinoa soit cuit. Égrener à l'aide d'une fourchette.
2. Pendant la cuisson du quinoa, assaisonner les poitrines de poulet avec du sel et du poivre. Chauffer 1 cuillère à soupe d'huile d'olive dans une poêle à feu moyen. Cuire le poulet pendant 6 à 7 minutes de chaque côté, ou jusqu'à ce qu'il soit entièrement cuit. Ensuite, le couper en dés de taille moyenne.
3. Dans un grand bol, mélanger le quinoa cuit, le poulet coupé en dés, les tomates cerises, le concombre, l'oignon rouge, le fromage féta et le persil.
4. Dans un petit bol, fouetter ensemble le jus de citron, 2 cuillères à soupe d'huile d'olive et le vinaigre de vin rouge. Verser sur la salade et mélanger.
5. Assaisonner avec du sel et du poivre supplémentaires selon le goût, si nécessaire.
6. Servir la salade froide ou à température ambiante.

### AVANTAGE

Le quinoa fournit une protéine complète, contenant tous les neuf acides aminés essentiels, tandis que le poulet ajoute une protéine maigre pour soutenir l'entretien et la réparation des muscles.

## Wrap à la dinde et à l'avocat

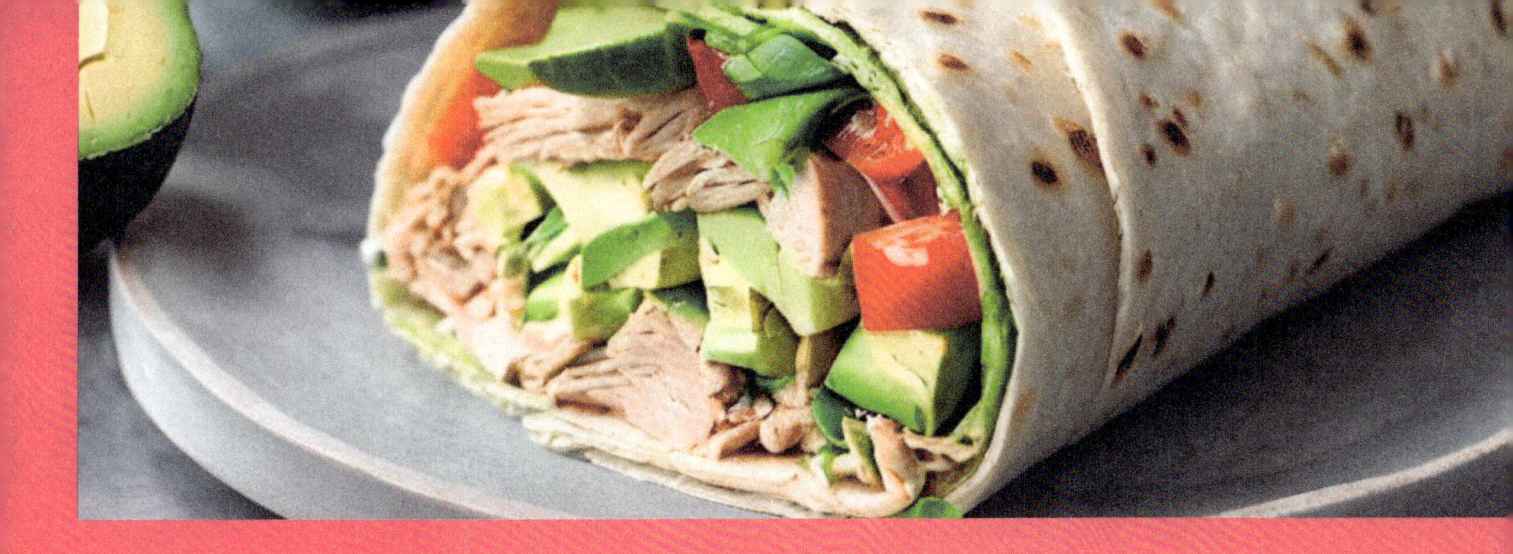

Temps de préparation: 10 minutes   Temps de cuisson: 0 minutes   Portions: 1

### INGRÉDIENTS

1. 1 grande tortilla de blé entier
2. 3 tranches de dinde de charcuterie
3. 1/2 avocat, tranché
4. 1/4 tasse de laitue râpée
5. 2 tranches de tomate
6. 1 cuillère à soupe de mayonnaise ou de yaourt grec
7. Sel et poivre selon le goût

### INSTRUCTIONS

1. Étalez la tortilla de blé entier sur une surface propre.
2. Étalez uniformément la mayonnaise ou le yaourt grec sur la tortilla.
3. Disposez les tranches de dinde, les tranches d'avocat, la laitue râpée et les tranches de tomate au centre de la tortilla.
4. Assaisonnez selon le goût avec du sel et du poivre.
5. Repliez les côtés de la tortilla, puis roulez-la fermement depuis le bas pour former un wrap.
6. Coupez le wrap en diagonale en deux, si vous le souhaitez.
7. Servez immédiatement ou emballez-le soigneusement dans du papier d'aluminium ou du papier parchemin pour plus tard.

### AVANTAGE

Le wrap à la dinde et à l'avocat offre une option de repas équilibrée et portable. La dinde fournit des protéines maigres, tandis que l'avocat ajoute des graisses saines et une texture crémeuse. Les tortillas de blé entier offrent des glucides complexes et des fibres, vous maintenant satisfait et énergisé.

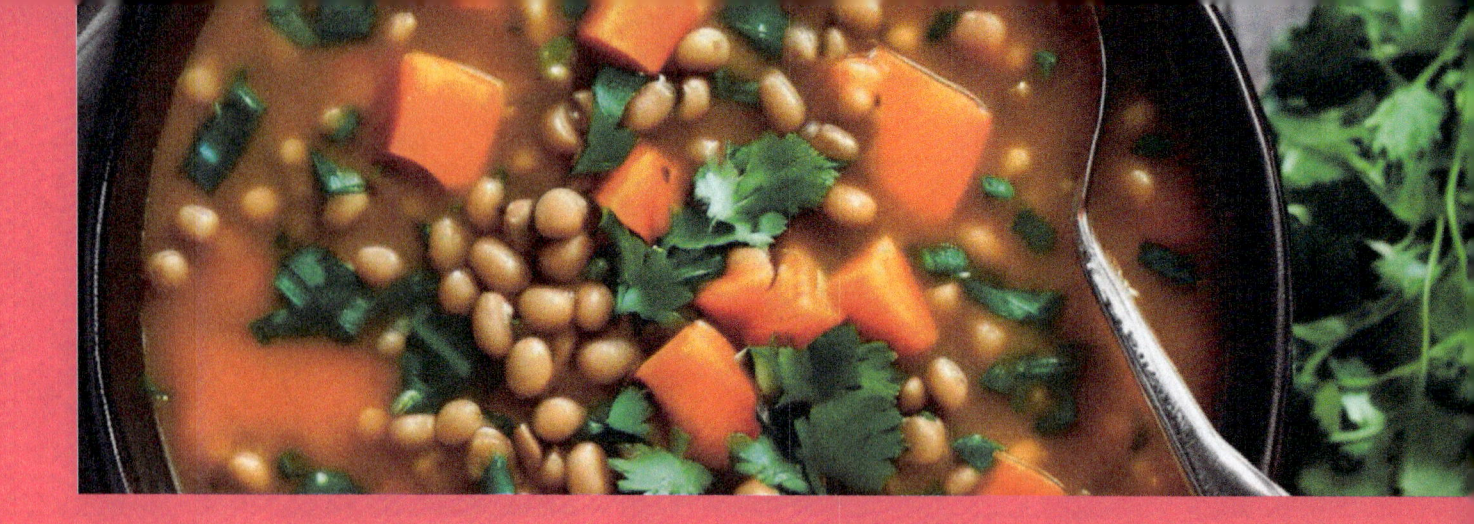

## Soupe végétarienne aux lentilles

Temps de préparation: 10 minutes    Temps de cuisson: 40 minutes    Portions: 6

### INGRÉDIENTS

1. 1 cuillère à soupe d'huile d'olive
2. 1 oignon, coupé en dés
3. 2 carottes, coupées en dés
4. 2 branches de céleri, coupées en dés
5. 3 gousses d'ail, hachées
6. 1 tasse de lentilles vertes séchées, rincées
7. 6 tasses de bouillon de légumes
8. 1 boîte (14,5 onces) de tomates en dés
9. 1 cuillère à café de cumin moulu
10. 1 cuillère à café de coriandre moulue
11. 1/2 cuillère à café de paprika fumé
12. Sel et poivre, au goût
13. Jus d'un citron
14. Persil frais ou coriandre pour garnir (facultatif)

### INSTRUCTIONS

1. Faites chauffer l'huile d'olive dans une grande casserole à feu moyen. Ajoutez l'oignon, les carottes et le céleri coupés en dés, et faites revenir jusqu'à ce qu'ils ramollissent, environ 5 minutes.
2. Ajoutez l'ail haché et faites cuire pendant 1 minute supplémentaire, jusqu'à ce qu'il soit parfumé.
3. Incorporez les lentilles vertes séchées, le bouillon de légumes, les tomates en dés (avec leur jus), le cumin moulu, la coriandre moulue, le paprika fumé, le sel et le poivre.
4. Portez la soupe à ébullition, puis réduisez le feu à doux, couvrez et laissez mijoter pendant 30 minutes, ou jusqu'à ce que les lentilles soient tendres.
5. Une fois les lentilles cuites, retirez la casserole du feu.
6. Incorporez le jus de citron, ajustant l'assaisonnement avec du sel et du poivre supplémentaires si nécessaire.
7. Servez la soupe dans des bols et garnissez de persil frais ou de coriandre si désiré.
8. Servez chaud.

### AVANTAGE

La soupe végétarienne aux lentilles est un repas satisfaisant et riche en éléments nutritifs, qui offre une source de protéines d'origine végétale, des fibres, des vitamines, des minéraux et des antioxydants comme le lycopène.

# Sandwich Caprese

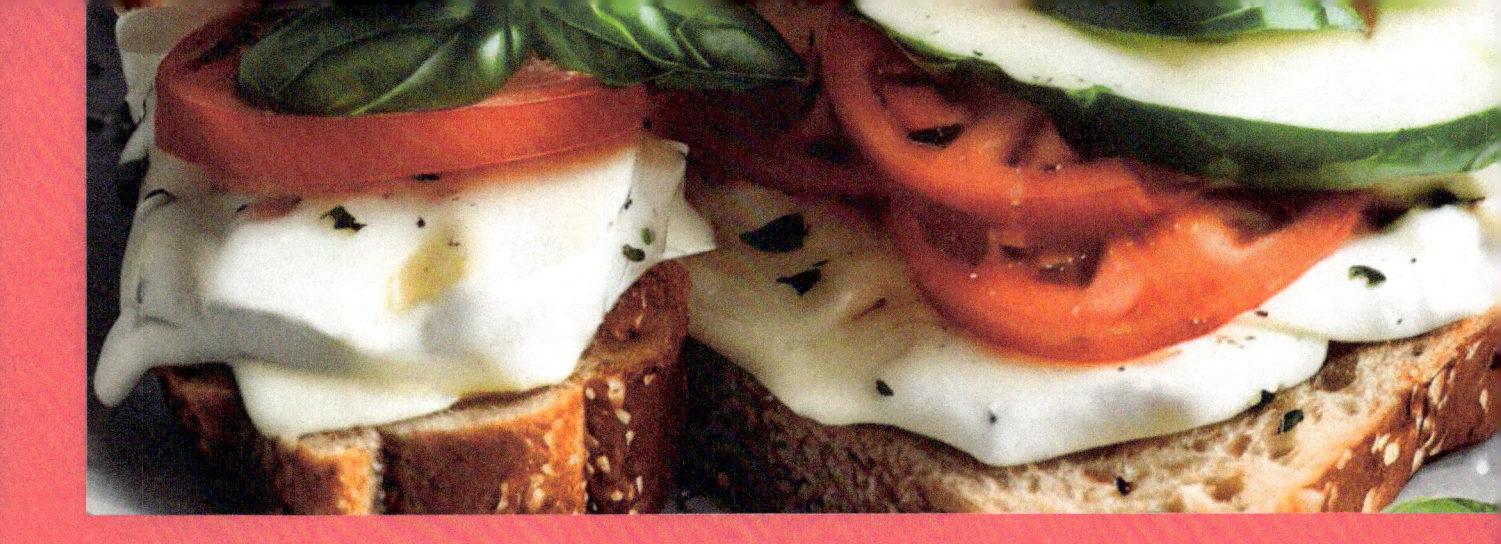

Temps de préparation: 10 minutes     Temps de cuisson: 0 minutes     Portions: 2

### INGRÉDIENTS

1. 4 tranches de pain italien croustillant
2. 2 tomates mûres, coupées en tranches fines
3. 1 boule de mozzarella fraîche, coupée en tranches fines
4. 1/4 tasse de feuilles de basilic frais
5. 2 cuillères à soupe de glace balsamique
6. 2 cuillères à soupe d'huile d'olive extra-vierge
7. Sel et poivre selon le goût

### INSTRUCTIONS

1. Disposez les tranches de pain italien sur une surface propre.
2. Disposez des tranches de tomate, des tranches de mozzarella et des feuilles de basilic sur deux tranches de pain.
3. Arrosez les tranches de tomate, de mozzarella et de basilic de glace balsamique et d'huile d'olive.
4. Assaisonnez avec du sel et du poivre selon votre goût.
5. Posez les tranches de pain restantes sur chaque sandwich.
6. Appuyez doucement pour compacter les ingrédients.
7. Coupez les sandwiches en deux en diagonale, si désiré.
8. Servez immédiatement et dégustez votre sandwich Caprese.

### AVANTAGE

Les tomates fournissent de la vitamine C et des antioxydants, tandis que la mozzarella fraîche ajoute de l'onctuosité et des protéines. Les feuilles de basilic apportent un arôme parfumé et des antioxydants supplémentaires.

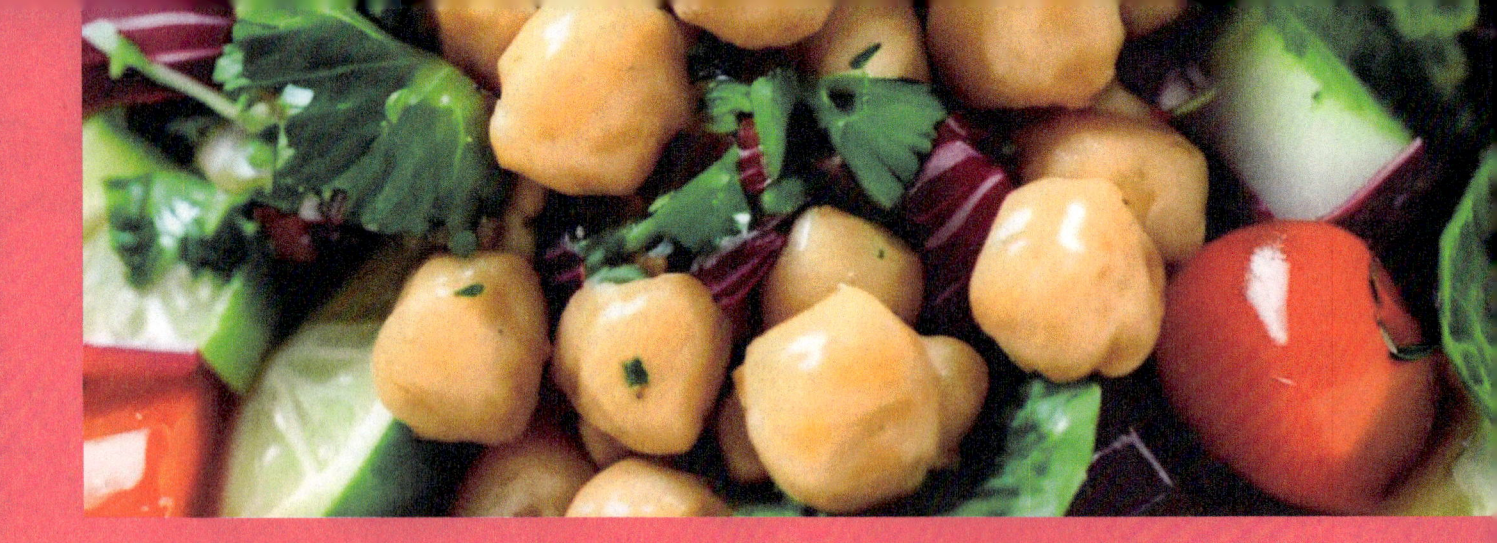

## Salade de pois chiches méditerranéenne

Temps de préparation: 15 minutes    Temps de cuisson: 0 minutes    Portions: 4

### INGRÉDIENTS

1. 2 boîtes (chacune de 15 onces) de pois chiches, égouttés et rincés
2. 1 tasse de tomates cerises, coupées en deux
3. 1 concombre, coupé en dés
4. 1/4 d'oignon rouge, finement haché
5. 1/4 tasse d'olives Kalamata, dénoyautées et tranchées
6. 1/4 tasse de fromage feta émietté
7. 2 cuillères à soupe de persil frais, haché
8. 2 cuillères à soupe de menthe fraîche, hachée
9. 1/4 tasse d'huile d'olive extra-vierge
10. Jus d'un citron
11. 1 cuillère à soupe de vinaigre de vin rouge
12. 1 gousse d'ail, hachée
13. Sel et poivre, au goût

### INSTRUCTIONS

1. Dans un grand bol, mélangez les pois chiches, les tomates cerises, le concombre, l'oignon rouge, les olives, le fromage feta, le persil et la menthe.
2. Dans un petit bol, fouettez l'huile d'olive, le jus de citron, le vinaigre de vin rouge et l'ail haché.
3. Versez la vinaigrette sur le mélange de pois chiches et mélangez.
4. Assaisonnez avec du sel et du poivre selon votre goût.
5. Laissez reposer la salade pendant au moins 10 minutes pour permettre aux saveurs de se mélanger.
6. Servez frais ou à température ambiante.

### AVANTAGE

La salade de pois chiches méditerranéenne est un plat riche en nutriments qui regorge de protéines végétales et de fibres provenant des pois chiches. Les légumes frais et les herbes fournissent des vitamines, des minéraux et des antioxydants essentiels, favorisant la santé globale et le bien-être.

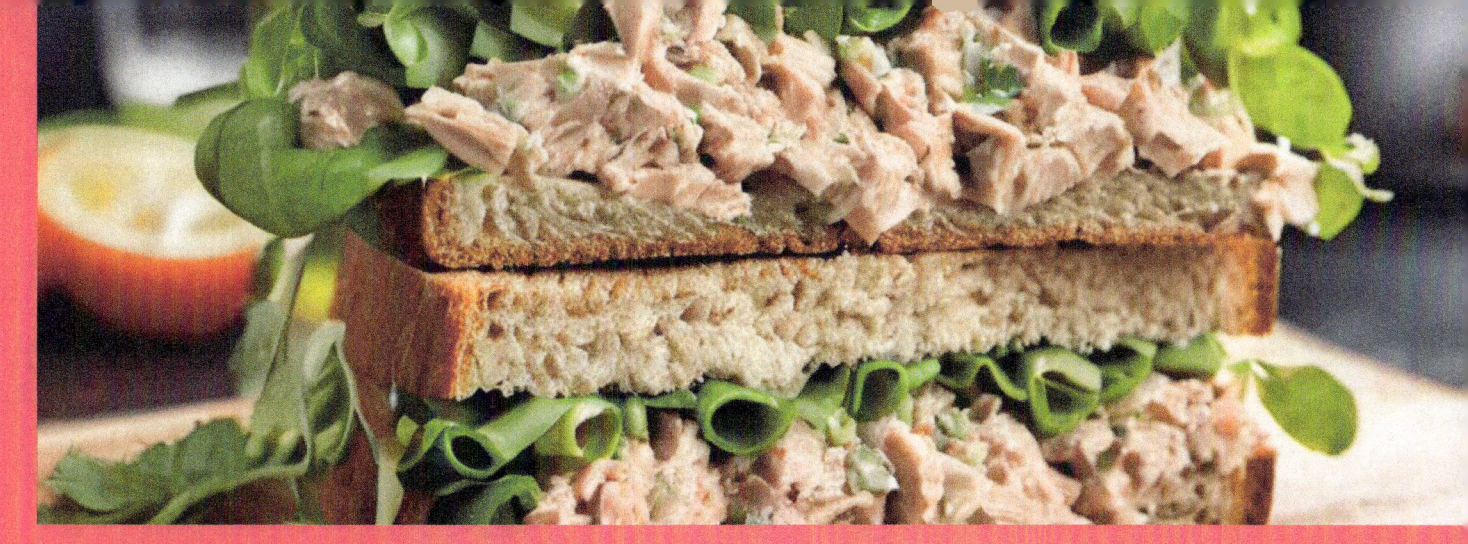

## Sandwich de salade de thon sur du pain complet

Temps de préparation: 10 minutes    Temps de cuisson: 0 minutes    Portions: 2

### INGRÉDIENTS

1. 1 boîte (5 onces) de thon, égouttée
2. 2 cuillères à soupe de mayonnaise ou de yaourt grec
3. 1 cuillère à soupe de moutarde de Dijon
4. 1 branche de céleri, finement hachée
5. 1/4 d'oignon rouge, finement haché
6. 1 cuillère à soupe de persil frais, haché
7. 1 cuillère à café de jus de citron
8. Sel et poivre selon le goût
9. 4 tranches de pain complet
10. Feuilles de laitue (facultatif)
11. Tranches de tomate (facultatif)

### INSTRUCTIONS

1. Dans un bol, mélangez le thon égoutté, la mayonnaise ou le yaourt grec, la moutarde de Dijon, le céleri haché, l'oignon rouge, le persil et le jus de citron.
2. Mélangez bien jusqu'à ce que tous les ingrédients soient bien combinés.
3. Assaisonnez selon votre goût avec du sel et du poivre.
4. Disposez les tranches de pain complet sur une surface propre.
5. Étalez uniformément le mélange de salade de thon sur deux tranches de pain.
6. Ajoutez des feuilles de laitue et des tranches de tomate, si désiré.
7. Placez les tranches de pain restantes sur le dessus pour former des sandwichs.
8. Coupez les sandwichs en deux, si désiré, et servez immédiatement.

### AVANTAGE

Le thon est riche en protéines maigres et en acides gras oméga-3, qui soutiennent la santé du cœur et la fonction cérébrale. Le pain complet offre des glucides complexes et des fibres, favorisant la digestion et fournissant une énergie soutenue.

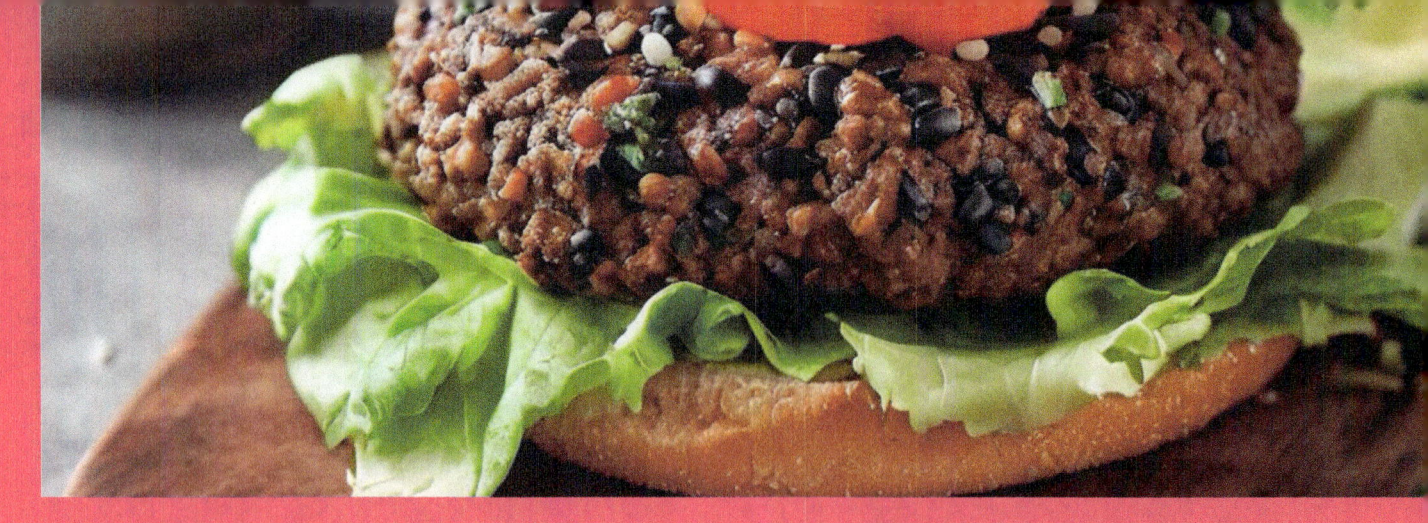

## Burgers aux haricots noirs sur petits pains complets au blé entier.

Temps de préparation: 15 minutes   Temps de cuisson: 10 minutes   Portions: 4

### INGRÉDIENTS

1. 1 boîte (15 onces) de haricots noirs, égouttés et rincés
2. 1/2 tasse de chapelure
3. 1/4 tasse d'oignon rouge finement haché
4. 1/4 tasse de poivron rouge finement haché
5. 2 gousses d'ail, hachées
6. 1 cuillère à soupe de poudre de chili
7. 1 cuillère à café de cumin
8. 1/2 cuillère à café de paprika fumé
9. 1 gros œuf
10. 1 cuillère à soupe d'huile d'olive
11. Sel et poivre selon votre goût
12. 4 petits pains complets au blé entier
13. Garnitures: laitue, tranches de tomate, avocat, oignon rouge, cornichons, etc.

### INSTRUCTIONS

1. Dans un grand bol, écrasez les haricots noirs avec une fourchette ou un presse-purée jusqu'à ce qu'ils soient principalement lisses avec quelques morceaux restants.
2. Ajoutez la chapelure, l'oignon rouge, le poivron rouge, l'ail, la poudre de chili, le cumin, le paprika fumé, l'œuf, le sel et le poivre aux haricots écrasés. Mélangez jusqu'à obtenir une préparation homogène.
3. Formez la préparation en 4 galettes égales.
4. Chauffez l'huile d'olive dans une grande poêle à feu moyen. Faites cuire les galettes pendant 4 à 5 minutes de chaque côté, ou jusqu'à ce qu'elles soient croustillantes à l'extérieur et bien chaudes à l'intérieur.
5. Faites légèrement griller les petits pains complets au blé entier dans la même poêle ou dans un grille-pain.
6. Montez les burgers en plaçant chaque galette sur un petit pain complet au blé entier et en ajoutant vos garnitures préférées. Servez immédiatement.

### AVANTAGE

Les haricots noirs fournissent des protéines végétales, des fibres et des nutriments essentiels comme le fer et le magnésium. Les petits pains au blé entier contiennent des glucides complexes et des fibres supplémentaires, favorisant la santé digestive et fournissant une énergie soutenue.

# RECETTES DU JOUR MOYENNES EN GLUCIDES

## CHAPITRE 9
## IDÉES DE DÎNERS MOYENS EN GLUCIDES

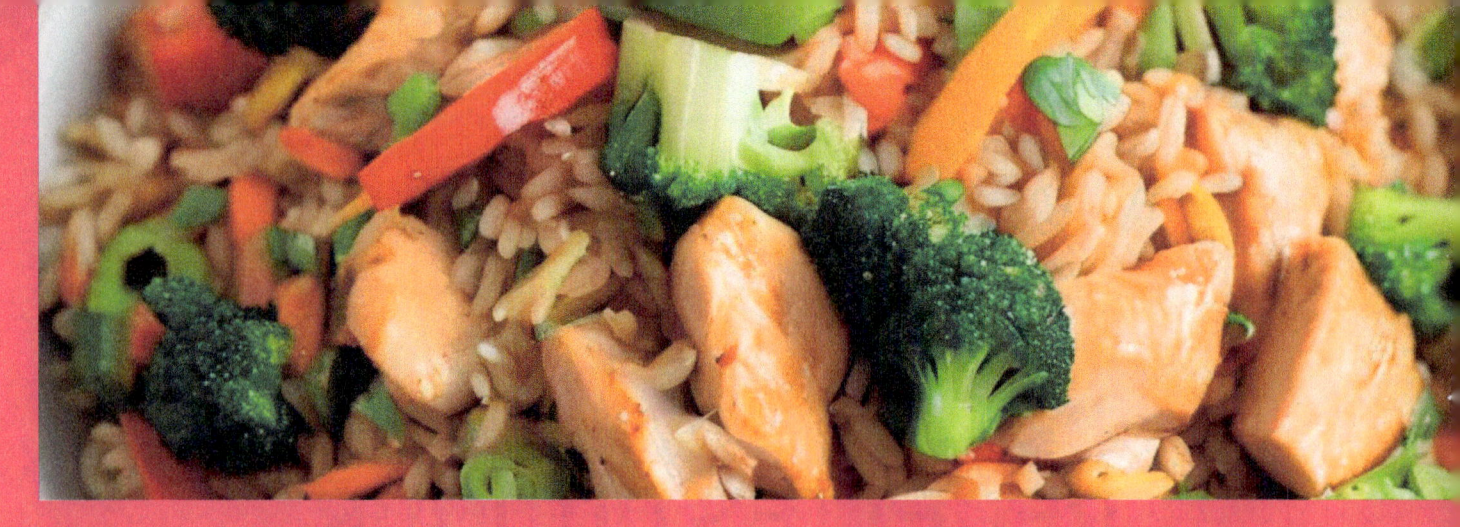

## Poulet Sauté avec Riz Complet et Légumes

Temps de préparation: 15 minutes     Temps de cuisson: 20 minutes     Portions: 4

### INGRÉDIENTS

1. 1 tasse de riz complet
2. 2 tasses d'eau
3. 2 cuillères à soupe d'huile végétale
4. 450 grammes de poitrines de poulet désossées et sans peau, coupées en fines tranches
5. 1 poivron, tranché
6. 1 tasse de fleurons de brocoli
7. 1 carotte, tranchée finement
8. 1 courgette, tranchée
9. 3 gousses d'ail, émincées
10. 1 cuillère à soupe de gingembre, émincé
11. 1/4 tasse de sauce soja à faible teneur en sodium
12. 2 cuillères à soupe de sauce hoisin
13. 1 cuillère à soupe d'huile de sésame
14. 1 cuillère à soupe de fécule de maïs mélangée avec 2 cuillères à soupe d'eau (optionnel, pour épaissir)
15. 2 oignons verts, hachés
16. Graines de sésame pour garnir (optionnel)

### INSTRUCTIONS

1. Cuire le riz complet selon les instructions sur l'emballage.
2. Chauffer 1 cuillère à soupe d'huile dans une poêle. Cuire le poulet jusqu'à ce qu'il soit doré, environ 5-7 minutes. Retirer de la poêle.
3. Ajouter le reste de l'huile. Faire sauter le poivron, le brocoli, la carotte, la courgette, l'ail et le gingembre pendant 5-7 minutes. Remettre le poulet cuit dans la poêle avec les légumes. Ajouter la sauce soja, la sauce hoisin et l'huile de sésame. Remuer pour bien mélanger.
4. Si une sauce plus épaisse est souhaitée, ajouter le mélange de fécule de maïs dans la poêle et cuire pendant 1-2 minutes supplémentaires, en remuant constamment jusqu'à ce que la sauce épaississe.
5. Servir le sauté de poulet sur le riz complet cuit.
6. Garnir avec les oignons verts hachés et les graines de sésame, si désiré.

### AVANTAGE

Ce plat offre des protéines maigres, des glucides complexes et une variété de vitamines et de minéraux. Il est faible en matières grasses et riche en fibres, favorisant la santé digestive et fournissant une énergie soutenue.

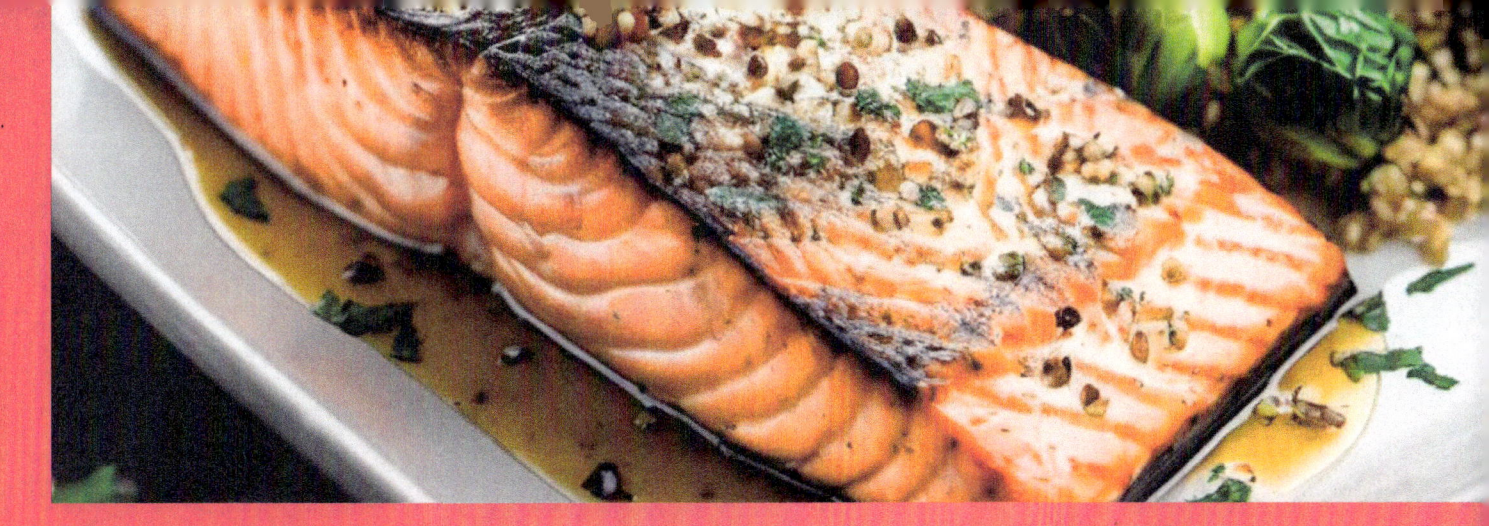

## Saumon au Four avec Quinoa et Choux de Bruxelles Rôtis

Temps de préparation: 15 minutes    Temps de cuisson: 25 minutes    Portions: 4

### INGRÉDIENTS

1. 4 filets de saumon (environ 170g chacun)
2. 1 tasse de quinoa
3. 2 tasses d'eau ou de bouillon de légumes
4. 500g de choux de Bruxelles, nettoyés et coupés en deux
5. 2 cuillères à soupe d'huile d'olive, divisées
6. 2 gousses d'ail, émincées
7. 1 citron, tranché
8. Sel et poivre au goût
9. Persil frais pour la garniture (facultatif)

### INSTRUCTIONS

1. Préchauffez le four à 200°C (400°F).
2. Cuire le quinoa selon les instructions du paquet avec de l'eau ou du bouillon de légumes.
3. Mélangez les choux de Bruxelles avec 1 cuillère à soupe d'huile d'olive, du sel et du poivre. Étalez-les sur une plaque de cuisson.
4. Placez les filets de saumon sur une autre plaque de cuisson. Arrosez-les avec le reste de l'huile d'olive, saupoudrez d'ail et assaisonnez de sel et de poivre. Ajoutez des tranches de citron sur le dessus.
5. Rôtir les choux de Bruxelles et le saumon pendant 20-25 minutes, ou jusqu'à ce que les choux de Bruxelles soient tendres et le saumon bien cuit.
6. Servez les filets de saumon sur un lit de quinoa, avec les choux de Bruxelles rôtis à côté.
7. Garnissez de persil frais si désiré.

### AVANTAGE

Ce plat est sain pour le cœur et riche en nutriments. Le saumon fournit des acides gras oméga-3, qui favorisent la santé cardiaque, tandis que le quinoa offre des protéines complètes et des fibres. Les choux de Bruxelles ajoutent des vitamines et des antioxydants.

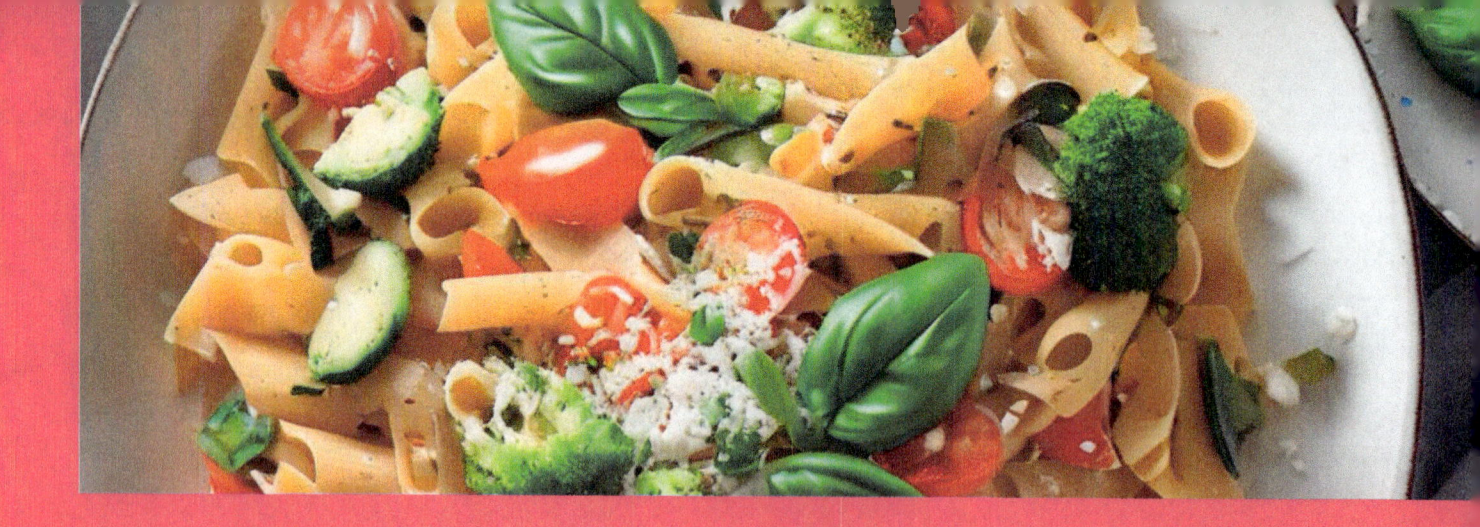

## Pâtes Primavera au Blé Entier

Temps de préparation: 15 minutes Temps de cuisson: 20 minutes Portions: 4

### INGRÉDIENTS

1. 12 onces de pâtes au blé entier
2. 2 cuillères à soupe d'huile d'olive
3. 1 petit oignon, finement haché
4. 3 gousses d'ail, hachées
5. 1 poivron rouge, finement tranché
6. 1 poivron jaune, finement tranché
7. 1 courgette, tranchée en demi-lunes
8. 1 tasse de tomates cerises, coupées en deux
9. 1 tasse de fleurons de brocoli
10. 1/2 tasse de petits pois surgelés
11. 1/2 tasse de bouillon de légumes
12. 1/4 tasse de fromage Parmesan râpé
13. Sel et poivre selon le goût
14. Basilic frais, haché (facultatif)
15. Quartiers de citron pour servir (facultatif)

### INSTRUCTIONS

1. Cuire les pâtes de blé entier selon les instructions sur l'emballage dans de l'eau salée. Égoutter et mettre de côté.
2. Dans une grande poêle, chauffer l'huile d'olive à feu moyen. Ajouter l'oignon et faire revenir jusqu'à ce qu'il soit ramolli, environ 5 minutes.
3. Ajouter l'ail et cuire une minute supplémentaire.
4. Incorporer les poivrons rouge et jaune, la courgette, les tomates cerises, le brocoli et les petits pois. Cuire environ 5-7 minutes.
5. Verser le bouillon de légumes et porter à ébullition. Cuire encore 3-4 minutes, permettant aux saveurs de se mélanger.
6. Ajouter les pâtes cuites à la poêle, en remuant pour combiner et réchauffer le tout.
7. Saupoudrer de fromage Parmesan râpé et assaisonner avec du sel et du poivre selon le goût.
8. Garnir de basilic frais et servir avec des quartiers de citron si désiré.

### AVANTAGE

Ce plat est un repas vibrant et riche en nutriments, chargé de légumes colorés qui fournissent une large gamme de vitamines, de minéraux et d'antioxydants.

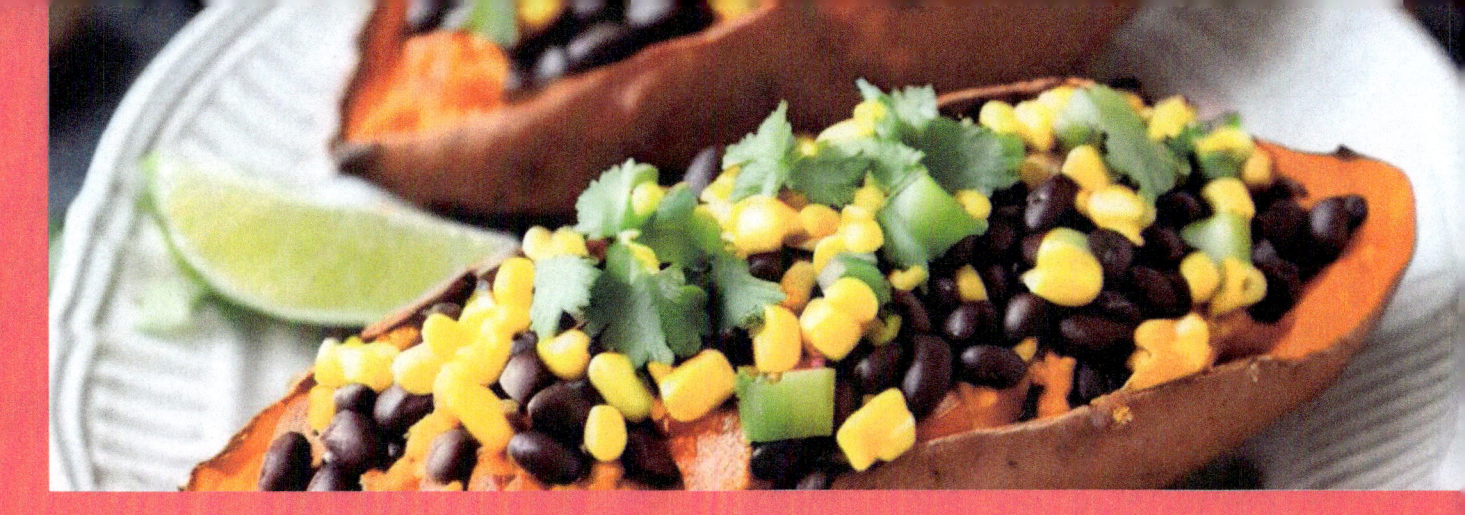

## Patates douces farcies aux haricots noirs et au maïs

Temps de préparation: 15 minutes    Temps de cuisson: 45 minutes    Portions: 4

### INGRÉDIENTS

1. 4 grosses patates douces
2. 1 cuillère à soupe d'huile d'olive
3. 1 petit oignon, finement haché
4. 2 gousses d'ail, émincées
5. 1 boîte (15 onces) de haricots noirs, égouttés et rincés
6. 1 tasse de grains de maïs (frais ou surgelés)
7. 1 cuillère à café de cumin moulu
8. 1 cuillère à café de poudre de chili
9. Sel et poivre selon le goût
10. 1/4 tasse de coriandre fraîche, hachée
11. 1 avocat, coupé en dés
12. 1/2 tasse de fromage cheddar râpé (optionnel)
13. Quartiers de lime pour servir (optionnel)

### INSTRUCTIONS

1. Préchauffez le four à 400°F (200°C). Lavez et percez les patates douces à l'aide d'une fourchette. Placez-les sur une plaque de cuisson et faites cuire au four pendant 45 minutes,
2. Chauffez l'huile d'olive dans une poêle à feu moyen. Ajoutez l'oignon et faites cuire jusqu'à ce qu'il soit ramolli, environ 5 minutes.
3. Ajoutez l'ail et faites cuire pendant une minute supplémentaire jusqu'à ce qu'il dégage son parfum.
4. Incorporez les haricots noirs, le maïs, le cumin, la poudre de chili, le sel et le poivre. Faites cuire pendant 5 à 7 minutes, jusqu'à ce que le mélange soit chaud. Retirez du feu et ajoutez la coriandre hachée.
5. Retirez les patates douces du four et laissez-les refroidir légèrement. Coupez chaque patate douce en deux dans le sens de la longueur et éraflez légèrement l'intérieur à l'aide d'une fourchette.
6. Répartissez le mélange de haricots noirs et de maïs sur chaque moitié de patate douce.
7. Ajoutez les dés d'avocat et le fromage cheddar râpé si vous en utilisez.
8. Servez avec des quartiers de lime pour une explosion de saveurs supplémentaire

### AVANTAGE

Les patates douces offrent une richesse en vitamines A et C, en fibres et en antioxydants, favorisant la santé immunitaire et la digestion. Les haricots noirs et le maïs ajoutent des protéines d'origine végétale, des fibres et des vitamines et minéraux supplémentaires.

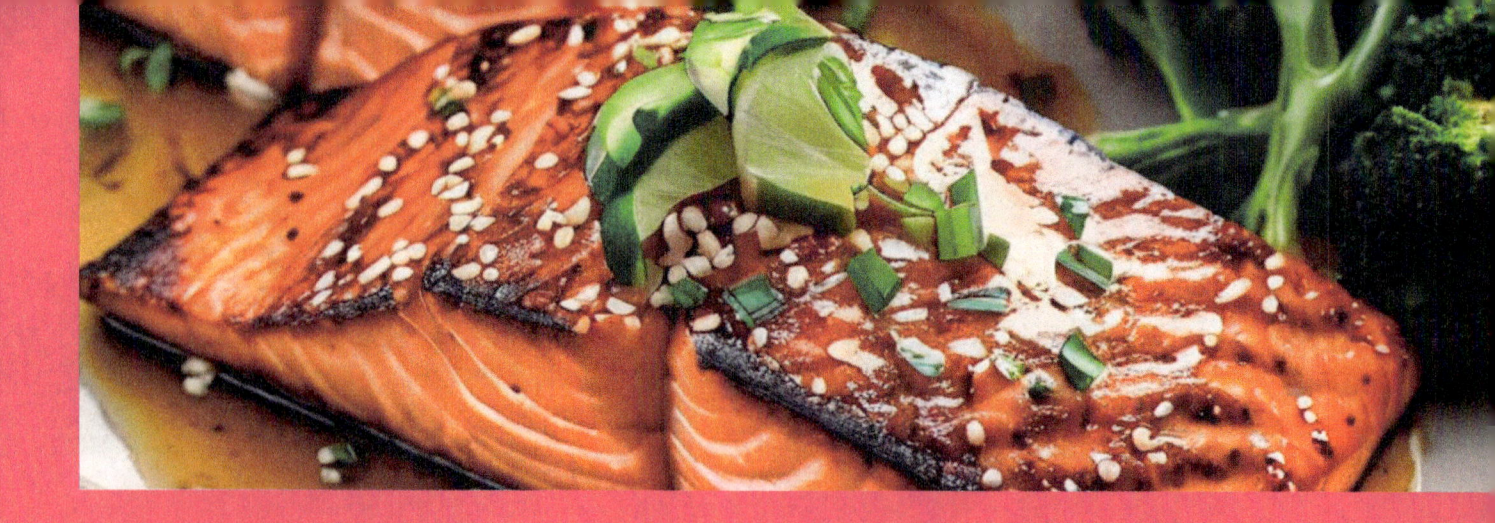

## Sésame Gingembre Saumon

Temps de préparation: 10 minutes   Temps de marinade: 30 minutes   Temps de cuisson: 15 minutes   Portions: 4

### INGRÉDIENTS

1. 4 filets de saumon (6 onces chacun)
2. 1/4 tasse de sauce soja
3. 2 cuillères à soupe d'huile de sésame
4. 2 cuillères à soupe de miel
5. 2 cuillères à soupe de vinaigre de riz
6. 2 gousses d'ail, émincées
7. 1 cuillère à soupe de gingembre frais, râpé
8. 1 cuillère à soupe de graines de sésame
9. 2 oignons verts, finement tranchés (pour la garniture)
10. Riz cuit ou quinoa, pour servir (optionnel)
11. Légumes cuits à la vapeur, pour servir (optionnel)

### INSTRUCTIONS

1. Dans un petit bol, fouetter ensemble la sauce soja, l'huile de sésame, le miel, le vinaigre de riz, l'ail et le gingembre pour préparer la marinade.
2. Placer les filets de saumon dans un plat peu profond ou un sac en plastique refermable et verser la marinade dessus. Assurez-vous que le saumon soit uniformément enrobé. Laisser mariner au réfrigérateur pendant au moins 30 minutes, jusqu'à 2 heures, en les retournant une fois à mi-chemin.
3. Préchauffer le four à 400°F (200°C). Tapisser une plaque de cuisson de papier sulfurisé ou la graisser légèrement.
4. Retirer le saumon de la marinade et les placer sur la plaque de cuisson préparée. Jeter la marinade restante.
5. Saupoudrer les graines de sésame sur les filets de saumon.
6. Cuire au four préchauffé pendant 12 à 15 minutes, ou jusqu'à ce que le saumon soit cuit à cœur et se défasse facilement à la fourchette.
7. Garnir d'oignons verts tranchés et servir chaud.
8. Servir le saumon au sésame et au gingembre avec du riz cuit ou du quinoa et des légumes cuits à la vapeur, si désiré.

### AVANTAGE

Le saumon au sésame et au gingembre est riche en acides gras oméga-3 et en antioxydants, qui sont essentiels pour la santé cardiaque et la fonction cérébrale.

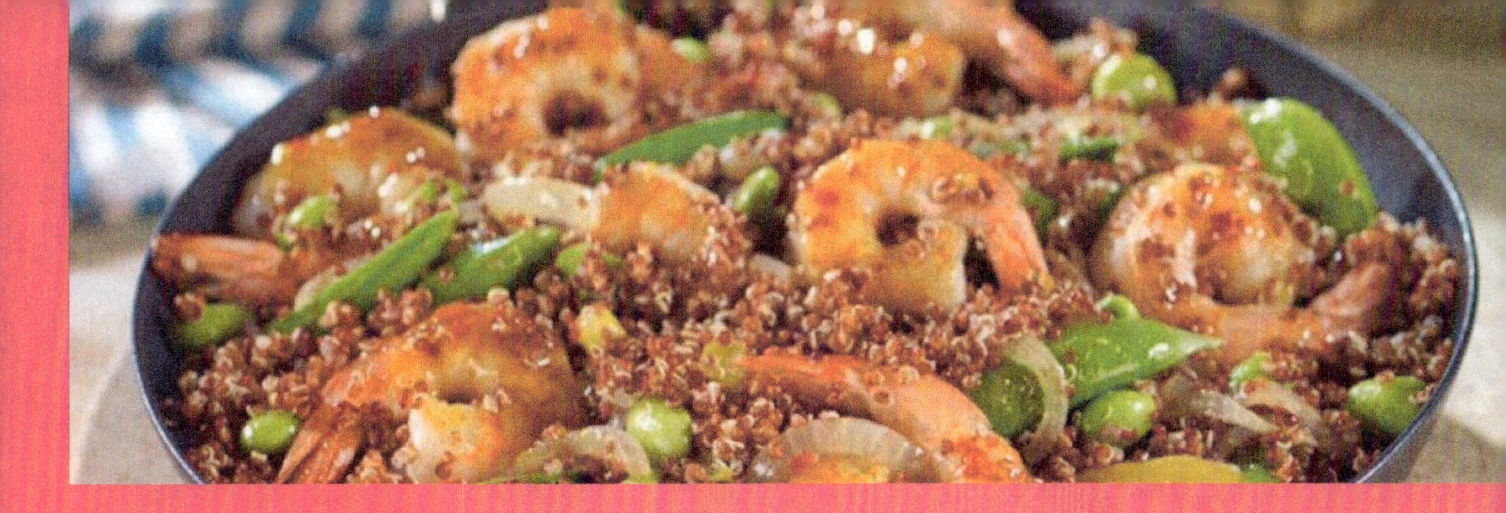

## Sauté de Crevettes et Quinoa

Temps de préparation: 15 minutes    Temps de cuisson: 20 minutes    Portions: 4

### INGRÉDIENTS

1. 1 tasse de quinoa, rincé
2. 2 tasses d'eau ou de bouillon de légumes
3. 450 grammes de grosses crevettes, décortiquées et déveinées
4. 2 cuillères à soupe de sauce soja
5. 1 cuillère à soupe d'huile de sésame
6. 1 cuillère à soupe d'huile d'olive
7. 3 gousses d'ail, émincées
8. 1 cuillère à soupe de gingembre frais, râpé
9. 1 poivron rouge, finement tranché
10. 1 tasse de pois mange-tout, parés
11. 1 carotte moyenne, taillée en julienne
12. 2 oignons verts, hachés
13. Sel et poivre selon le goût
14. Graines de sésame pour la garniture (optionnel)
15. Coriandre fraîche ou persil pour la garniture (optionnel)
16. Quartiers de lime pour servir (optionnel)

### INSTRUCTIONS

1. Dans une casserole moyenne, combiner le quinoa et l'eau ou le bouillon de légumes. Porter à ébullition, puis réduire le feu à bas, couvrir et laisser mijoter pendant 15 minutes. Retirer du feu et laisser reposer couvert pendant 5 minutes. Égrener le quinoa à l'aide d'une fourchette.
2. Dans un petit bol, mariner les crevettes avec la sauce soja pendant 10 minutes.
3. Chauffer l'huile d'olive dans une grande poêle ou un wok à feu moyen-vif. Ajouter l'ail et le gingembre, en remuant constamment pendant 1 minute.
4. Ajouter les crevettes dans la poêle en une seule couche et cuire pendant 2 minutes de chaque côté. Retirer les crevettes de la poêle et réserver.
5. Dans la même poêle, ajouter l'huile de sésame et chauffer à feu moyen-vif. Ajouter le poivron rouge, les pois mange-tout et les carottes. Faire sauter pendant 3 à 4 minutes.
6. Remettre les crevettes cuites dans la poêle. Ajouter le quinoa cuit et les oignons verts. Bien mélanger.
7. Assaisonner avec du sel et du poivre selon le goût.
8. Garnir de graines de sésame et de coriandre fraîche ou de persil, si désiré.
9. Servir chaud avec des quartiers de lime sur le côté.

### AVANTAGE

Il s'agit d'un plat faible en calories et riche en protéines, qui est également riche en vitamines et minéraux.

## Pâtes au Poulet au Pesto

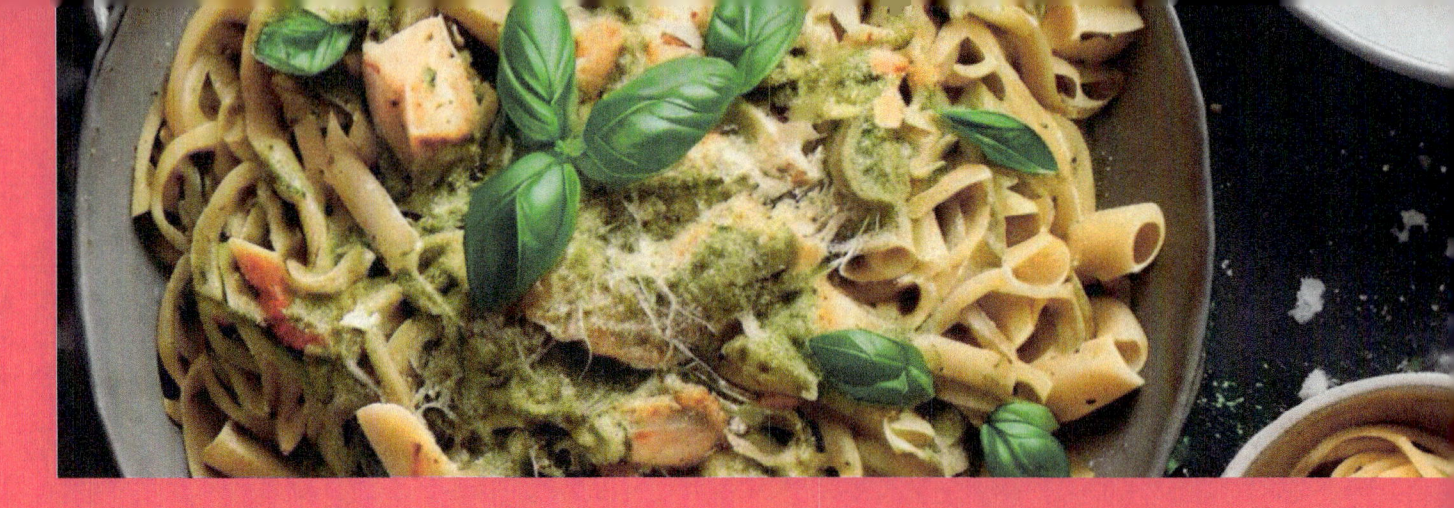

Temps de préparation: 15 minutes     Temps de cuisson: 20 minutes     Portions: 4

### INGRÉDIENTS

1. 8 onces de pâtes (comme des spaghetti, fettuccine, ou penne)
2. 2 poitrines de poulet désossées et sans peau, finement tranchées
3. Sel et poivre selon le goût
4. 2 cuillères à soupe d'huile d'olive
5. 3 gousses d'ail, émincées
6. 1/4 tasse de sauce pesto, maison ou du commerce
7. 1/2 tasse de tomates cerises, coupées en deux
8. 1/4 tasse de parmesan râpé, plus pour servir
9. Feuilles de basilic frais, déchirées, pour la garniture (optionnel)
10. Pignons de pin, grillés, pour la garniture (optionnel)

### INSTRUCTIONS

1. Cuire les pâtes selon les instructions sur l'emballage dans une grande casserole d'eau bouillante salée jusqu'à ce qu'elles soient cuites. Égoutter et mettre de côté, en réservant 1/2 tasse d'eau de cuisson des pâtes.
2. Assaisonner les poitrines de poulet finement tranchées avec du sel et du poivre des deux côtés.
3. Dans une grande poêle, chauffer l'huile d'olive à feu moyen-vif. Ajouter les poitrines de poulet assaisonnées et cuire pendant 4 à 5 minutes de chaque côté. Retirer de la poêle et mettre de côté.
4. Dans la même poêle, ajouter l'ail émincé et faire sauter pendant 1 à 2 minutes jusqu'à ce qu'il dégage son parfum.
5. Ajouter les pâtes cuites dans la poêle ainsi que la sauce pesto et les tomates cerises. Remuer pour enrober uniformément les pâtes de sauce pesto, en ajoutant l'eau de cuisson réservée des pâtes au besoin pour détendre la sauce.
6. Trancher les poitrines de poulet cuites en fines lanières et les ajouter de nouveau dans la poêle. Remuer doucement.
7. Saupoudrer le parmesan râpé sur le mélange de pâtes et de poulet. Remuer jusqu'à ce que le fromage soit fondu.
8. Retirer du feu et garnir de feuilles de basilic déchirées et de pignons de pin grillés, si désiré.
9. Servir chaud avec du parmesan râpé supplémentaire à côté.

### AVANTAGE

Les pâtes au poulet au pesto sont un plat riche en protéines et savoureux, rapide et facile à préparer.

# BONUS

# DESSERTS MOYENS EN GLUCIDES

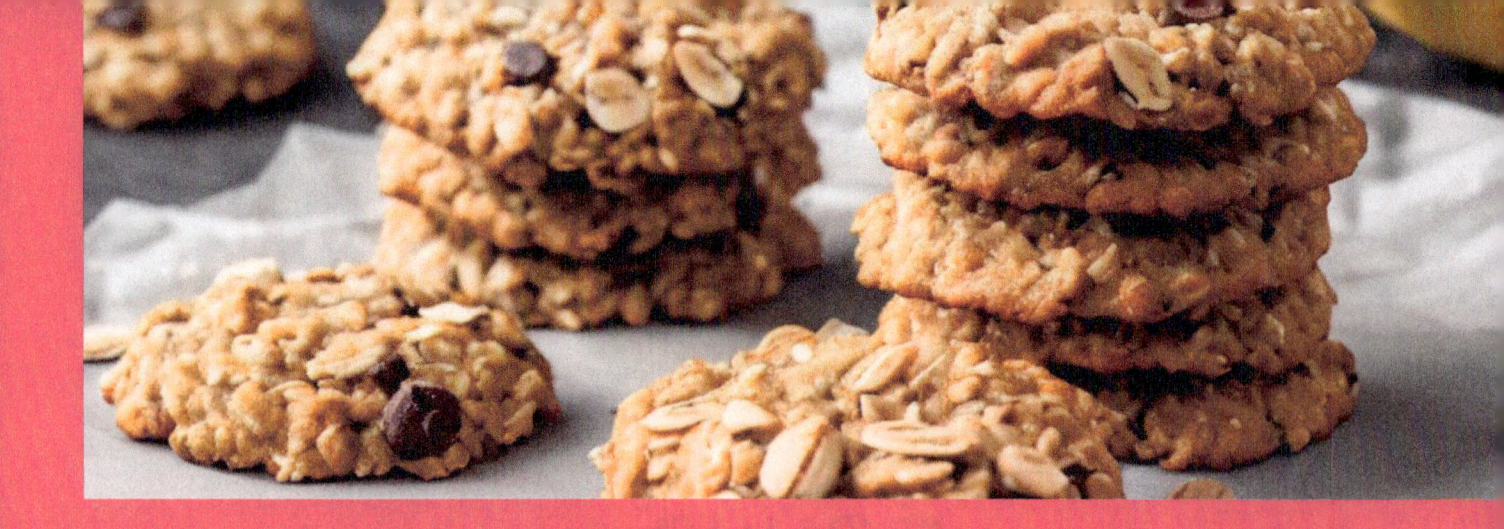

## Cookies à la Banane et à l'Avoine

Temps de préparation: 10 minutes    Temps de cuisson: 15 minutes    Portions: 4 cookies

### INGRÉDIENTS

1. 2 bananes mûres, écrasées
2. 1 tasse de flocons d'avoine
3. 1/4 tasse de raisins secs ou de pépites de chocolat (optionnel)
4. 1/4 tasse de noix hachées (comme des noix de grenoble ou des amandes) (optionnel)
5. 1/2 cuillère à café de cannelle moulue (optionnel)

### INSTRUCTIONS

1. Préchauffez le four à 350°F (175°C). Tapissez une plaque à pâtisserie de papier sulfurisé ou graissez-la légèrement.
2. Dans un bol, écrasez les bananes mûres à l'aide d'une fourchette jusqu'à obtenir une purée lisse.
3. Ajoutez les flocons d'avoine écrasés aux bananes et mélangez.
4. Si désiré, ajoutez les raisins secs ou les pépites de chocolat, les noix hachées et la cannelle moulue au mélange et remuez jusqu'à ce que le tout soit uniformément réparti.
5. À l'aide d'une cuillère à soupe, prélevez des portions de pâte à cookies et déposez-les sur la plaque à pâtisserie préparée, en les espaçant.
6. Applatissez légèrement chaque cookie avec le dos d'une cuillère ou vos doigts.
7. Faites cuire au four préchauffé pendant 15 minutes, ou jusqu'à ce que les cookies soient dorés et fermes au toucher.
8. Retirez du four et laissez les cookies refroidir sur la plaque à pâtisserie pendant quelques minutes.
9. Une fois refroidis, conservez les cookies à la banane et à l'avoine dans un récipient hermétique à température ambiante pendant jusqu'à 3 jours.

### AVANTAGE

Les cookies à la banane et à l'avoine sont naturellement sucrés et riches en fibres, en vitamines et en minéraux.

## Parfait au Yaourt Grec

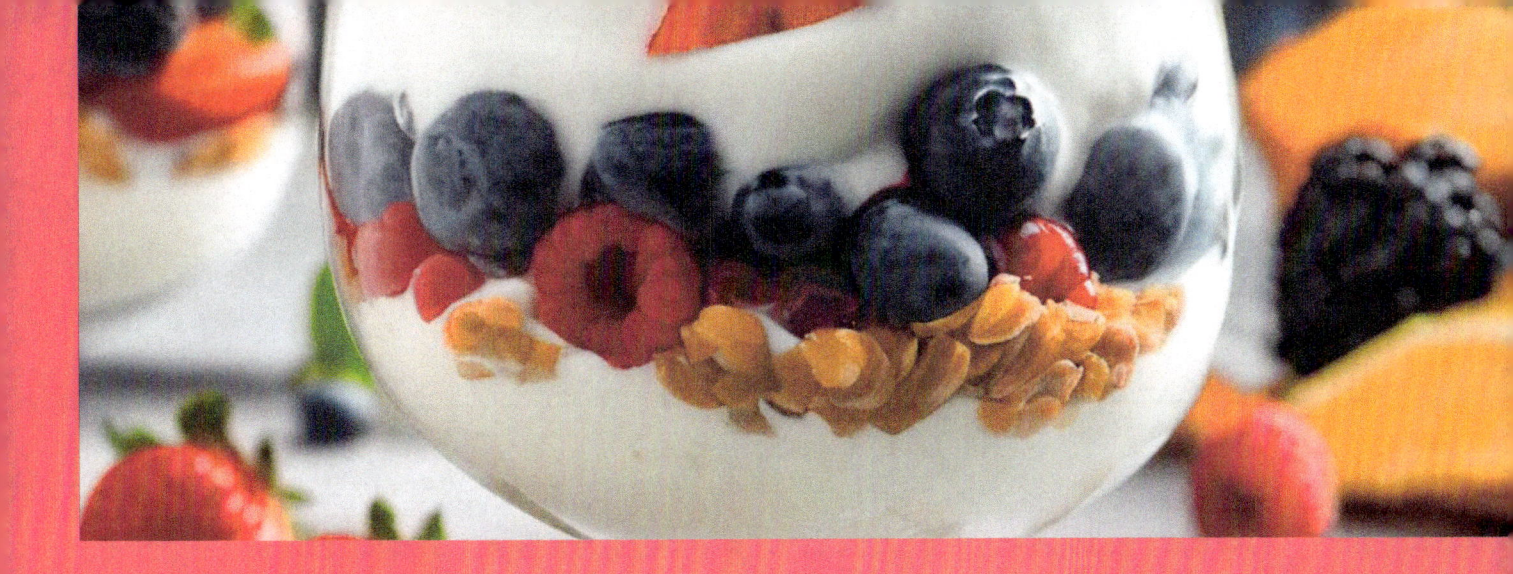

Temps de préparation: 5 minutes    Temps de cuisson: 0 minutes    Portions: 4

### INGRÉDIENTS

1. 1/2 tasse de yaourt grec (nature ou aromatisé)
2. 1/4 tasse de granola
3. 1/4 tasse de baies fraîches (comme des fraises, des myrtilles, des framboises)
4. 1 cuillère à soupe de miel ou de sirop d'érable (optionnel)
5. 1 cuillère à soupe de noix ou de graines (comme des amandes, des noix, des graines de citrouille) (optionnel)

### INSTRUCTIONS

1. Dans un verre ou un bol de service, déposez une couche de yaourt grec.
2. Ajoutez une couche de granola sur le yaourt.
3. Disposez une couche de baies fraîches sur le granola.
4. Facultativement, arrosez les baies de miel ou de sirop d'érable pour plus de douceur.
5. Saupoudrez de noix ou de graines sur le dessus du parfait pour plus de croquant et de nutrition.
6. Répétez les couches si désiré, en terminant par une couche finale de yaourt.
7. Servez immédiatement et dégustez le parfait au yaourt grec comme un petit-déjeuner, une collation ou un dessert délicieux et nutritif.

**AVANTAGE**

Le parfait au yaourt grec est une option riche en protéines et en antioxydants qui offre un équilibre de protéines, de glucides et de graisses saines pour bien commencer la journée.

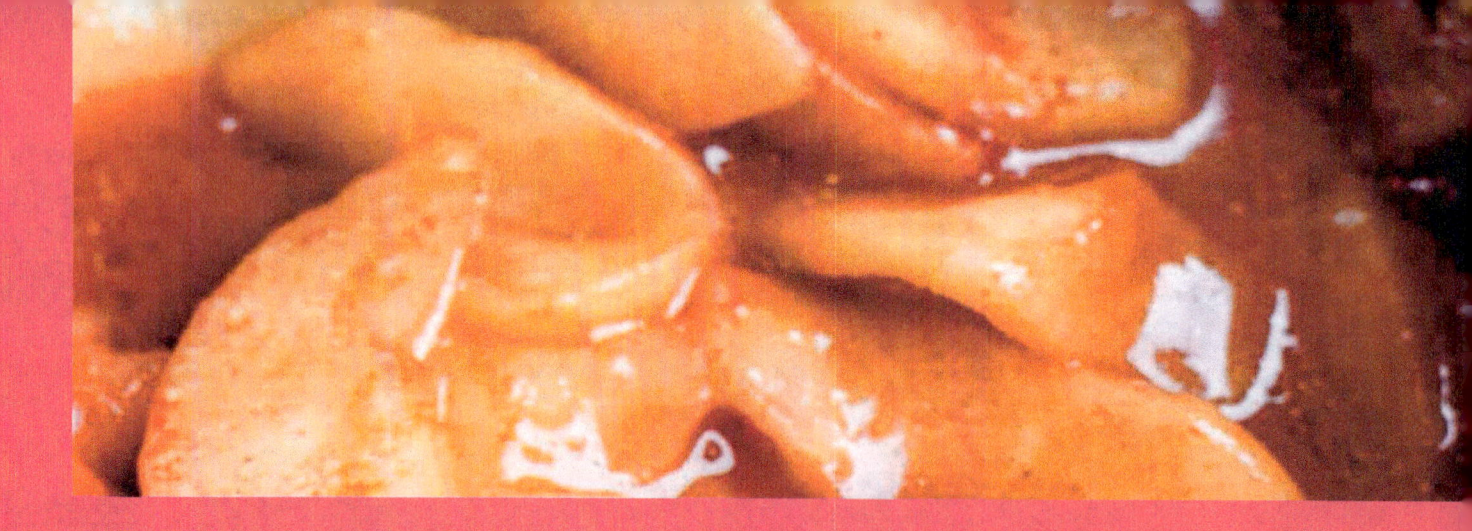

## Pomme au Four avec Cannelle

Temps de préparation: 10 minutes     Temps de cuisson: 30 minutes     Portions: 4

### INGRÉDIENTS

1. 2 grosses pommes (comme des Honeycrisp ou des Granny Smith)
2. 2 cuillères à soupe de miel ou de sirop d'érable
3. 1 cuillère à café de cannelle moulue
4. 1/4 cuillère à café de muscade moulue (optionnel)
5. 2 cuillères à soupe de noix hachées (comme des noix ou des noix de pécan)
6. 2 cuillères à soupe de raisins secs ou de canneberges séchées (optionnel)
7. 1 cuillère à soupe de beurre non salé, coupé en petits morceaux

### INSTRUCTIONS

1. Préchauffez le four à 375°F (190°C).
2. Évidez les pommes en laissant le fond intact pour créer un creux pour la garniture.
3. Dans un petit bol, mélangez le miel ou le sirop d'érable avec la cannelle moulue et la muscade moulue, si vous en utilisez.
4. Placez les pommes dans un plat allant au four et remplissez chaque pomme avec le mélange miel-cannelle.
5. Saupoudrez les noix hachées et les raisins secs ou les canneberges séchées, si vous en utilisez, au centre des pommes.
6. Déposez quelques petits morceaux de beurre non salé sur chaque pomme.
7. Couvrir le plat de cuisson avec du papier d'aluminium et cuire au four préchauffé pendant 20 minutes.
8. Retirez le papier d'aluminium et cuire pendant encore 10 minutes, ou jusqu'à ce que les pommes soient tendres et que la garniture soit bouillonnante.
9. Laissez refroidir légèrement les pommes cuites avant de les servir.
10. Servez chaud, éventuellement avec une boule de yaourt à la vanille ou un filet de miel supplémentaire.

### AVANTAGE

La pomme au four avec de la cannelle est un dessert réconfortant et chaleureux, riche en fibres et en antioxydants qui favorisent la digestion et contribuent au maintien d'un poids santé.

## Riz au Lait à la Noix de Coco

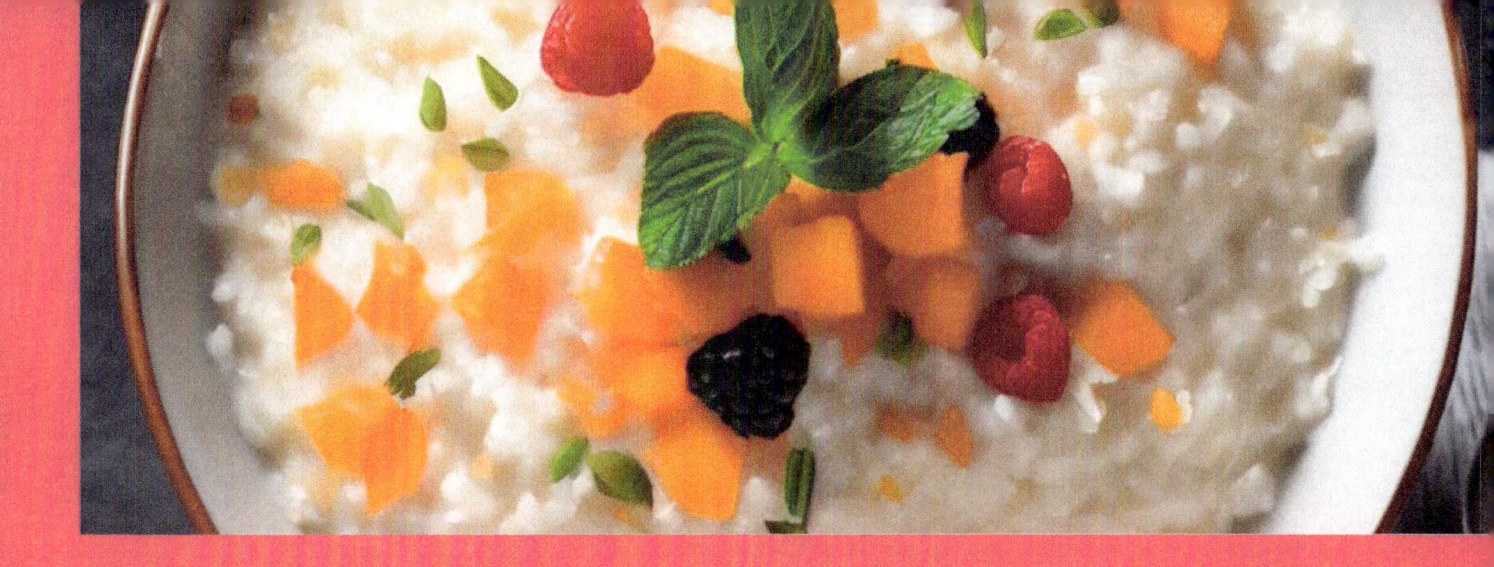

Temps de préparation: 5 minutes    Temps de cuisson: 25 minutes    Portions: 4

### INGRÉDIENTS

1. 1 tasse de riz blanc ou brun cuit
2. 1 tasse de lait de coco
3. 1/2 tasse d'eau
4. 2 cuillères à soupe de miel ou de sirop d'érable
5. 1 cuillère à café d'extrait de vanille
6. 1/4 cuillère à café de cannelle moulue
7. Fruits frais ou noix de coco toastée pour garnir (optionnel)

### INSTRUCTIONS

1. Dans une casserole, combinez le riz cuit, le lait de coco, l'eau, le miel ou le sirop d'érable, l'extrait de vanille et la cannelle moulue.
2. Portez à ébullition à feu moyen, en remuant fréquemment.
3. Réduisez le feu à doux et laissez mijoter, en remuant de temps en temps, jusqu'à ce que le mélange épaississe (environ 20-25 minutes).
4. Retirez du feu et laissez refroidir légèrement.
5. Servez chaud ou frais, garni de fruits frais ou de noix de coco toastée si désiré.

### AVANTAGE

Le riz au lait à la noix de coco est un dessert crémeux et indulgent contenant des graisses saines provenant du lait de coco et des glucides modérés provenant du riz.

# Croustade aux Pommes

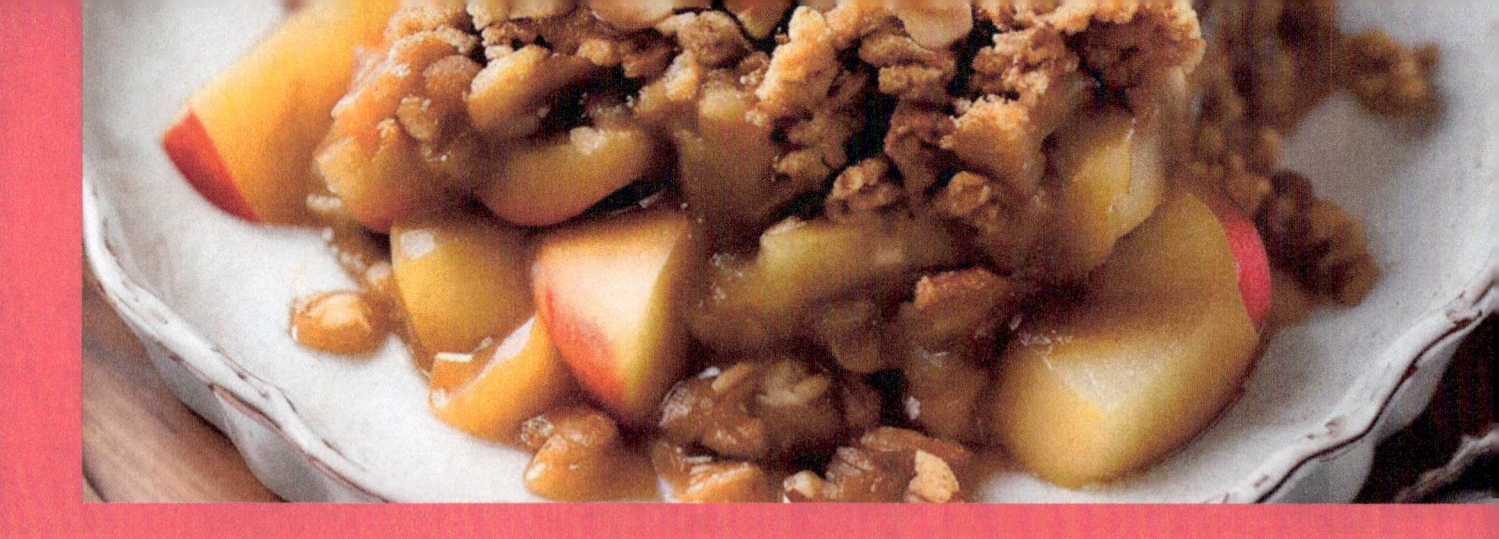

Temps de préparation: 15 minutes     Temps de cuisson: 40 minutes     Portions: 6

## INGRÉDIENTS

1. 6 tasses de pommes, pelées, épépinées et tranchées (environ 5-6 pommes moyennes)
2. 1 cuillère à soupe de jus de citron
3. 1/2 tasse de sucre granulé (ou de sucre de coco pour une option plus saine)
4. 1 cuillère à café de cannelle moulue
5. 1/4 cuillère à café de muscade moulue (optionnel)

Garniture:
1. 1 tasse de flocons d'avoine
2. 1/2 tasse de farine d'amande (ou de farine de blé entier)
3. 1/3 tasse de sucre de coco (ou de sucre brun)
4. 1/2 tasse de beurre non salé, fondu (ou d'huile de coco pour une option sans produits laitiers)
5. 1/2 cuillère à café de cannelle moulue

## INSTRUCTIONS

1. Préchauffez le four à 350°F (175°C). Graissez légèrement un plat de cuisson de 8x8 pouces.
2. Dans un grand bol, mélangez les pommes tranchées avec le jus de citron, le sucre granulé, la cannelle moulue et la muscade moulue jusqu'à ce qu'elles soient bien enrobées.
3. Étalez le mélange de pommes uniformément dans le plat de cuisson préparé.
4. Dans un bol séparé, mélangez les flocons d'avoine, la farine d'amande, le sucre de coco, le beurre fondu et la cannelle moulue. Mélangez jusqu'à ce que les ingrédients soient bien combinés et forment une texture friable.
5. Saupoudrez le mélange d'avoine uniformément sur les pommes.
6. Faites cuire au four préchauffé pendant 35 à 40 minutes, ou jusqu'à ce que le dessus soit doré et que les pommes soient tendres.
7. Retirez du four et laissez refroidir légèrement avant de servir.

## AVANTAGE

La croustade aux pommes est riche en fibres alimentaires, en graisses saines et en protéines, ce qui favorise la santé digestive et aide à réguler les niveaux de sucre dans le sang.

## Muffins au gâteau aux carottes

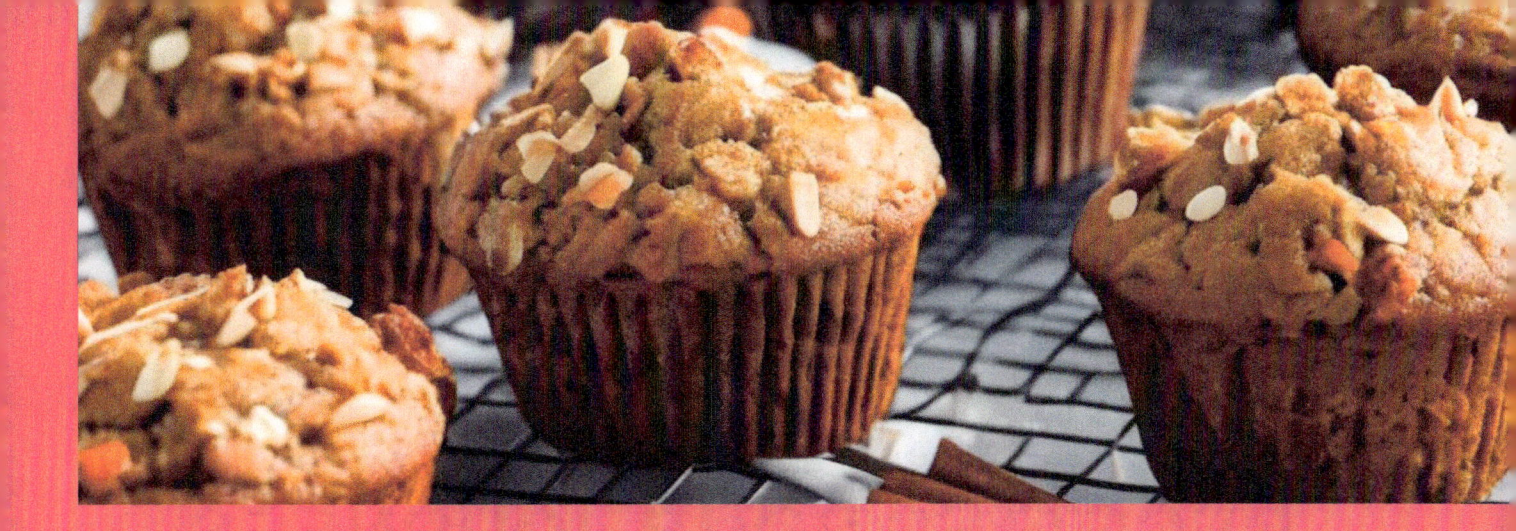

Temps de préparation: 15 minutes    Temps de cuisson: 20-25 minutes    Portions: 12 muffins

### INGRÉDIENTS

1. 1 1/2 tasses de farine tout usage
2. 1 cuillère à café de levure chimique
3. 1/2 cuillère à café de bicarbonate de soude
4. 1/2 cuillère à café de sel
5. 1 cuillère à café de cannelle moulue
6. 1/2 cuillère à café de gingembre moulu
7. 1/4 cuillère à café de muscade moulue
8. 1/2 tasse de sucre granulé
9. 1/2 tasse de cassonade
10. 2 gros œufs
11. 1/2 tasse d'huile végétale (ou d'huile de coco fondue)
12. 1 cuillère à café d'extrait de vanille
13. 1 1/2 tasses de carottes râpées (environ 3 carottes moyennes)
14. 1/2 tasse d'ananas écrasé, égoutté
15. 1/2 tasse de noix hachées (noix de pécan ou de noix, optionnel)
16. 1/2 tasse de raisins secs (optionnel)

### INSTRUCTIONS

1. Préchauffez votre four à 350°F (175°C). Tapissez un moule à muffins de 12 cavités de caissettes en papier ou graissez légèrement avec un spray de cuisson.
2. Dans un grand bol, mélangez la farine, la levure chimique, le bicarbonate de soude, le sel, la cannelle, le gingembre et la muscade.
3. Dans un autre bol, battez le sucre granulé, la cassonade et les œufs. Ajoutez l'huile et l'extrait de vanille, mélangez jusqu'à obtenir un mélange lisse.
4. Incorporez progressivement le mélange liquide aux ingrédients secs, en remuant juste assez pour combiner. Ne pas trop mélanger.
5. Ajoutez les carottes râpées, l'ananas écrasé et, si vous les utilisez, les noix hachées et les raisins secs.
6. Répartissez la pâte uniformément dans les moules à muffins, en les remplissant à environ 3/4.
7. Faites cuire au four préchauffé pendant 20 à 25 minutes, ou jusqu'à ce qu'un cure-dent inséré au centre d'un muffin en ressorte propre.
8. Laissez les muffins refroidir, puis servez.

### AVANTAGE

Les muffins au gâteau aux carottes regorgent des bienfaits des carottes, riches en bêta-carotène, en fibres et en vitamines.

# RECETTES POUR JOURNÉES RICHES EN GLUCIDES

# CHAPITRE 10
# OPTIONS DE PETIT-DÉJEUNER RICHE EN GLUCIDES

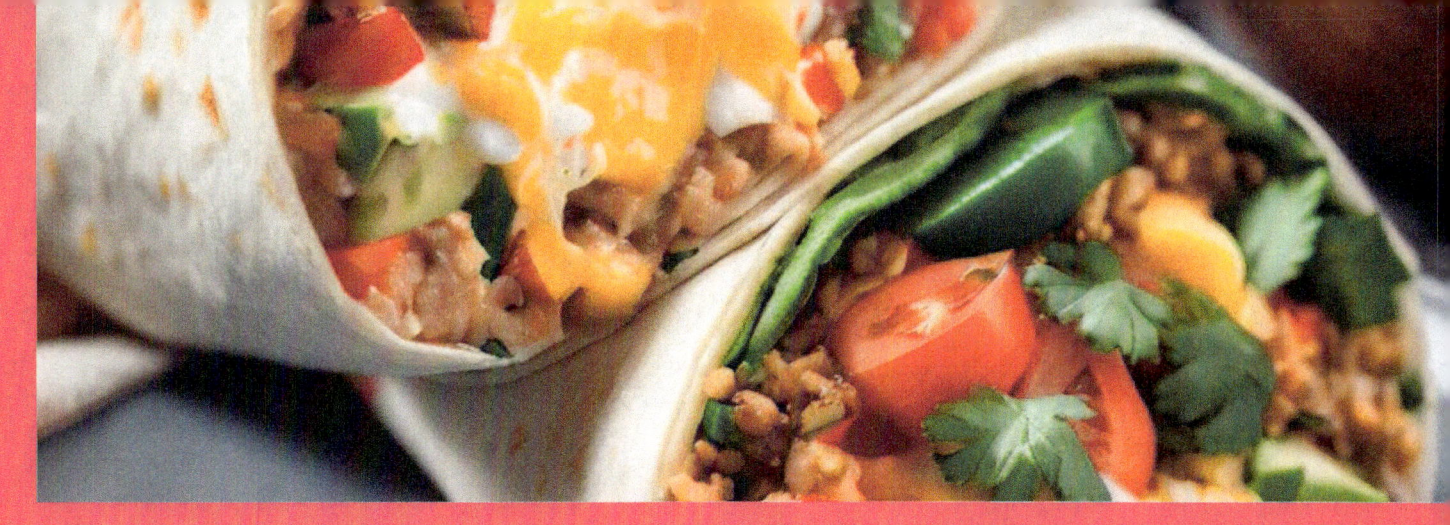

## Burritos au petit-déjeuner avec protéines maigres et légumes

Temps de préparation: 15 minutes    Temps de cuisson: 10 minutes    Portions: 4

### INGRÉDIENTS

1. 4 tortillas de blé entier
2. 6 gros œufs
3. 1/4 tasse de lait (facultatif)
4. 1 cuillère à soupe d'huile d'olive
5. 1/2 tasse de poivrons coupés en dés (de n'importe quelle couleur)
6. 1/2 tasse d'oignons coupés en dés
7. 1 tasse d'épinards pour bébés, hachés
8. 1/2 tasse de tomates coupées en dés
9. 1 tasse de protéines maigres cuites et coupées en dés (comme de la saucisse de dinde, du blanc de poulet ou du tofu)
10. 1/2 tasse de fromage râpé (facultatif)
11. Sel et poivre selon le goût
12. Salsa et tranches d'avocat pour servir (facultatif)

### INSTRUCTIONS

1. Dans un bol de taille moyenne, fouetter les œufs et le lait (si utilisé). Assaisonner avec du sel et du poivre.
2. Chauffer l'huile d'olive dans une grande poêle à feu moyen. Ajouter les poivrons et les oignons coupés en dés, les faire cuire jusqu'à ce qu'ils commencent à ramollir, environ 3 à 4 minutes.
3. Ajouter les épinards hachés et les tomates coupées en dés dans la poêle, faire cuire jusqu'à ce que les épinards soient fanés et que les tomates soient ramollies, environ 2 minutes.
4. Verser les œufs battus dans la poêle avec les légumes. Cuire en remuant fréquemment, jusqu'à ce que les œufs soient brouillés et complètement cuits.
5. Ajouter les protéines maigres cuites et coupées en dés au mélange d'œufs, en remuant pour combiner et chauffer.
6. Retirer la poêle du feu. Répartir le mélange d'œufs et de légumes uniformément sur les tortillas.
7. Si désiré, saupoudrer de fromage râpé sur la garniture avant d'envelopper les tortillas en burritos.
8. Servir immédiatement avec de la salsa et des tranches d'avocat si désiré.

### AVANTAGE

Les burritos au petit-déjeuner avec protéines maigres et légumes fournissent un repas équilibré et riche en protéines, contenant des vitamines essentielles, des minéraux et des fibres.

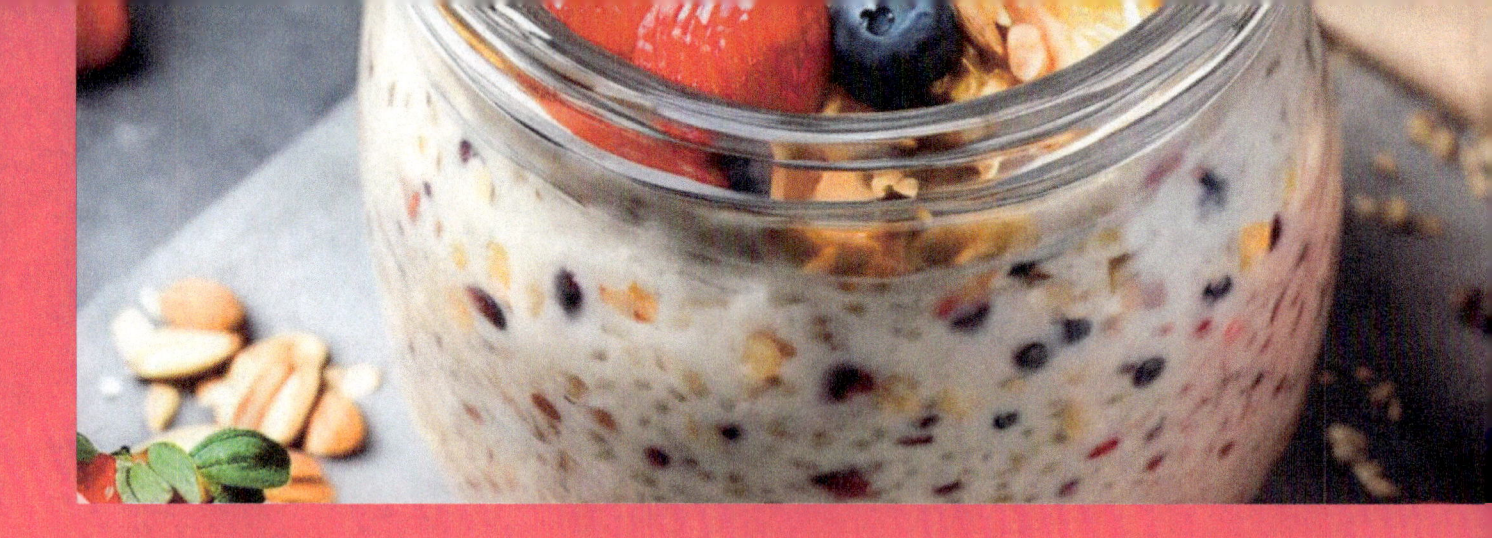

## Gruau de nuit aux fruits

Temps de préparation: 10 minutes   Temps de refroidissement: 4 heures ou toute la nuit   Portions: 2

### INGRÉDIENTS

1. 1 tasse de flocons d'avoine
2. 1 tasse de lait (laitier ou végétal)
3. 1/2 tasse de yaourt grec
4. 1 cuillère à soupe de graines de chia (facultatif)
5. 1 cuillère à soupe de miel ou de sirop d'érable (facultatif)
6. 1/2 cuillère à café d'extrait de vanille (facultatif)
7. 1 tasse de fruits frais mélangés (comme des baies, des tranches de banane ou des pommes en dés)
8. 2 cuillères à soupe de noix ou de graines (facultatif)

### INSTRUCTIONS

1. Dans un bol de taille moyenne, mélanger les flocons d'avoine, le lait, le yaourt grec, les graines de chia, le miel ou le sirop d'érable, et l'extrait de vanille. Bien remuer pour combiner.
2. Répartir le mélange de manière égale entre deux bocaux Mason ou des récipients hermétiques.
3. Ajouter des fruits frais mélangés sur le dessus de chaque bocal.
4. Couvrir les bocaux ou les récipients avec des couvercles et réfrigérer pendant au moins 4 heures, ou toute la nuit.
5. Avant de servir, bien remuer les flocons d'avoine et ajouter plus de lait si nécessaire pour atteindre la consistance désirée.
6. Si désiré, saupoudrer de noix ou de graines pour plus de croquant et de nutrition.
7. Servir froid et savourer.

### AVANTAGE

Les flocons d'avoine sont riches en fibres, ce qui aide à vous rassasier et à soutenir la santé digestive. Le yaourt grec apporte des protéines et des probiotiques, favorisant la santé intestinale et la récupération musculaire. Les graines de chia, si elles sont incluses, fournissent des fibres supplémentaires, des acides gras oméga-3 et des antioxydants.

## Pancakes au blé complet

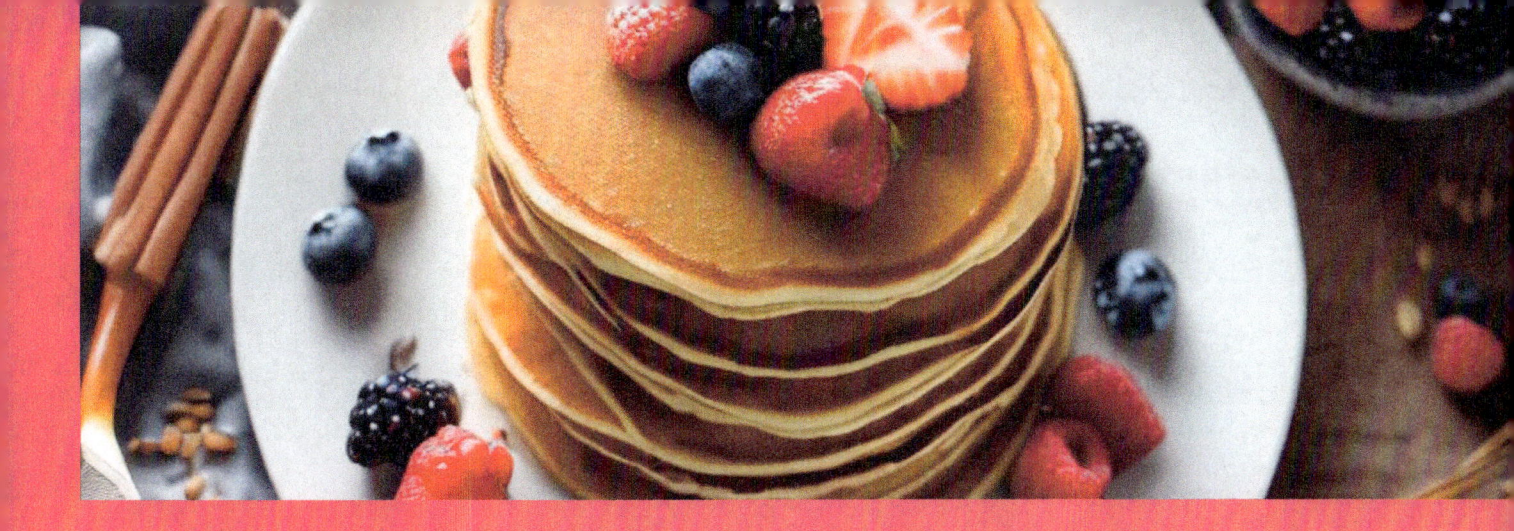

Temps de préparation: 10 minutes    Temps de cuisson: 15 minutes    Portions: 4

### INGRÉDIENTS

1. 1 tasse de farine de blé complet
2. 1 cuillère à soupe de sucre (facultatif)
3. 1 cuillère à café de levure chimique
4. 1/2 cuillère à café de bicarbonate de soude
5. 1/4 cuillère à café de sel
6. 1 tasse de lait (laitier ou végétal)
7. 1 gros œuf
8. 2 cuillères à soupe de beurre fondu ou d'huile de coco
9. 1 cuillère à café d'extrait de vanille (facultatif)
10. Fruits frais, miel ou sirop d'érable pour servir (facultatif)

### INSTRUCTIONS

1. Dans un grand bol, fouetter ensemble la farine de blé complet, le sucre (si utilisé), la levure chimique, le bicarbonate de soude et le sel.
2. Dans un autre bol, fouetter ensemble le lait, l'œuf, le beurre fondu ou l'huile de coco, et l'extrait de vanille (si utilisé).
3. Verser les ingrédients liquides dans les ingrédients secs et remuer jusqu'à ce qu'ils soient juste combinés. Ne pas trop mélanger ; quelques grumeaux sont normaux.
4. Chauffer une poêle antiadhésive ou une plaque chauffante à feu moyen et la graisser légèrement avec du beurre ou de l'huile.
5. Verser 1/4 tasse de pâte sur la poêle pour chaque pancake. Cuire jusqu'à ce que des bulles se forment à la surface et que les bords semblent pris, environ 2-3 minutes.
6. Retourner les pancakes et cuire jusqu'à ce qu'ils soient dorés de l'autre côté, environ 2 minutes de plus.
7. Répéter avec le reste de la pâte, en graissant la poêle au besoin.
8. Servir les pancakes chauds avec des fruits frais, du miel ou du sirop d'érable si désiré.

### AVANTAGE

Les pancakes au blé complet offrent un petit-déjeuner nutritif et riche en fibres qui favorise des niveaux d'énergie soutenus et la santé digestive.

## Pain aux bananes et aux noix

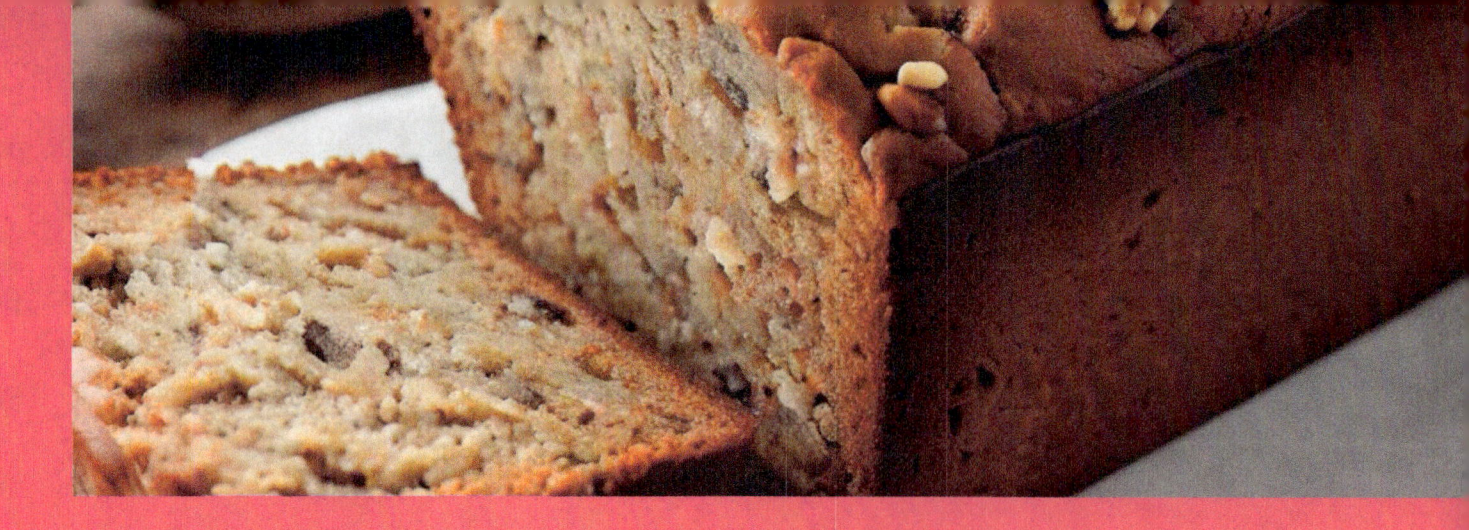

Temps de préparation: 15 minutes    Temps de cuisson: 60 minutes    Portions: 8-10 tranches

### INGRÉDIENTS

1. 2 tasses de farine de blé complet
2. 1 cuillère à café de bicarbonate de soude
3. 1/2 cuillère à café de sel
4. 1/2 cuillère à café de cannelle moulue (facultatif)
5. 1/2 tasse de beurre non salé, fondu
6. 3/4 tasse de sucre brun
7. 2 gros œufs, battus
8. 1 cuillère à café d'extrait de vanille
9. 1/4 tasse de yaourt grec nature ou de lait
10. 3 bananes mûres, écrasées
11. 1/2 tasse de noix hachées

### INSTRUCTIONS

1. Préchauffer le four à 175°C (350°F). Graisser un moule à cake de 23x13 cm ou le tapisser de papier sulfurisé.
2. Dans un grand bol, fouetter ensemble la farine de blé complet, le bicarbonate de soude, le sel et la cannelle moulue (si utilisée).
3. Dans un autre bol, mélanger le beurre fondu et le sucre brun jusqu'à ce que le mélange soit bien homogène.
4. Ajouter les œufs battus, l'extrait de vanille et le yaourt grec ou le lait au mélange de beurre et de sucre. Bien mélanger.
5. Incorporer les bananes écrasées jusqu'à ce qu'elles soient complètement intégrées.
6. Ajouter progressivement les ingrédients secs aux ingrédients humides, en mélangeant juste assez pour combiner. Ne pas trop mélanger.
7. Incorporer les noix hachées.
8. Verser la pâte dans le moule à cake préparé et l'étaler uniformément.
9. Cuire au four préchauffé pendant 60 minutes ou jusqu'à ce qu'un cure-dent inséré au centre en ressorte propre.
10. Laisser le pain refroidir dans le moule pendant 10 minutes avant de le transférer sur une grille pour qu'il refroidisse complètement.

### AVANTAGE

Le pain aux bananes et aux noix est un repas nourrissant et satisfaisant qui combine la douceur naturelle des bananes avec les graisses saines et les protéines contenues dans les noix.

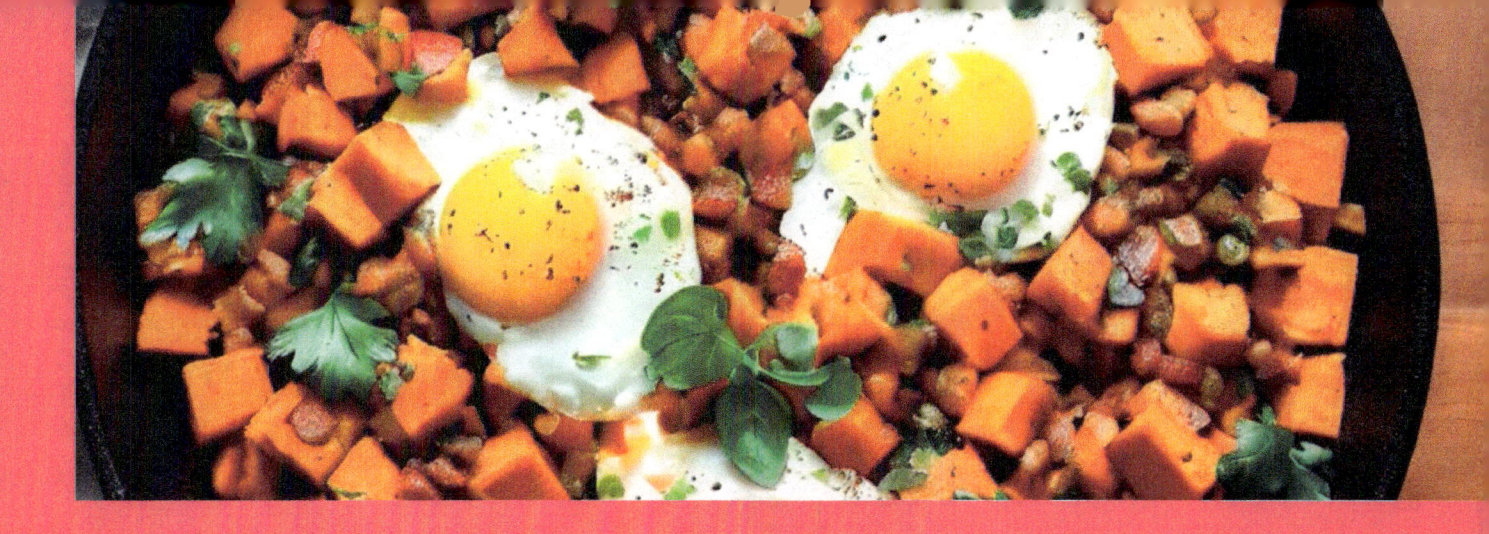

## Hash de patates douces avec œufs

Temps de préparation: 15 minutes    Temps de cuisson: 25 minutes    Portions: 4

### INGRÉDIENTS

1. 2 patates douces moyennes, pelées et coupées en dés
2. 1 cuillère à soupe d'huile d'olive
3. 1 petit oignon, coupé en dés
4. 1 poivron (de n'importe quelle couleur), coupé en dés
5. 2 gousses d'ail, émincées
6. 1 cuillère à café de paprika fumé
7. 1/2 cuillère à café de cumin moulu
8. Sel et poivre selon le goût
9. 4 gros œufs
10. Persil frais ou coriandre, haché (facultatif, pour garnir)

### INSTRUCTIONS

1. Chauffer l'huile d'olive dans une grande poêle à feu moyen.
2. Ajouter les patates douces coupées en dés dans la poêle et cuire, en remuant de temps en temps, jusqu'à ce qu'elles commencent à ramollir, environ 10 minutes.
3. Ajouter l'oignon et le poivron coupés en dés dans la poêle, cuire jusqu'à ce que les légumes soient tendres et que les patates douces soient dorées, environ 5 à 7 minutes de plus.
4. Incorporer l'ail émincé, le paprika fumé, le cumin moulu, le sel et le poivre. Cuire pendant encore 1 à 2 minutes jusqu'à ce que l'ail soit parfumé.
5. Créer quatre petits puits dans le mélange de hash et casser un œuf dans chaque puits.
6. Couvrir la poêle et cuire jusqu'à ce que les œufs soient cuits à votre goût, environ 5 minutes pour des jaunes légèrement coulants ou plus longtemps pour des œufs plus fermes.
7. Retirer la poêle du feu et garnir de persil frais ou de coriandre si désiré.
8. Servir immédiatement.

**AVANTAGE**

Le hash de patates douces avec œufs est un repas équilibré et riche en nutriments qui offre un mélange de glucides complexes, de protéines et de graisses saines. Les patates douces sont riches en fibres, en vitamines A et C, et en antioxydants.

## Pain perdu avec baies et crème fouettée

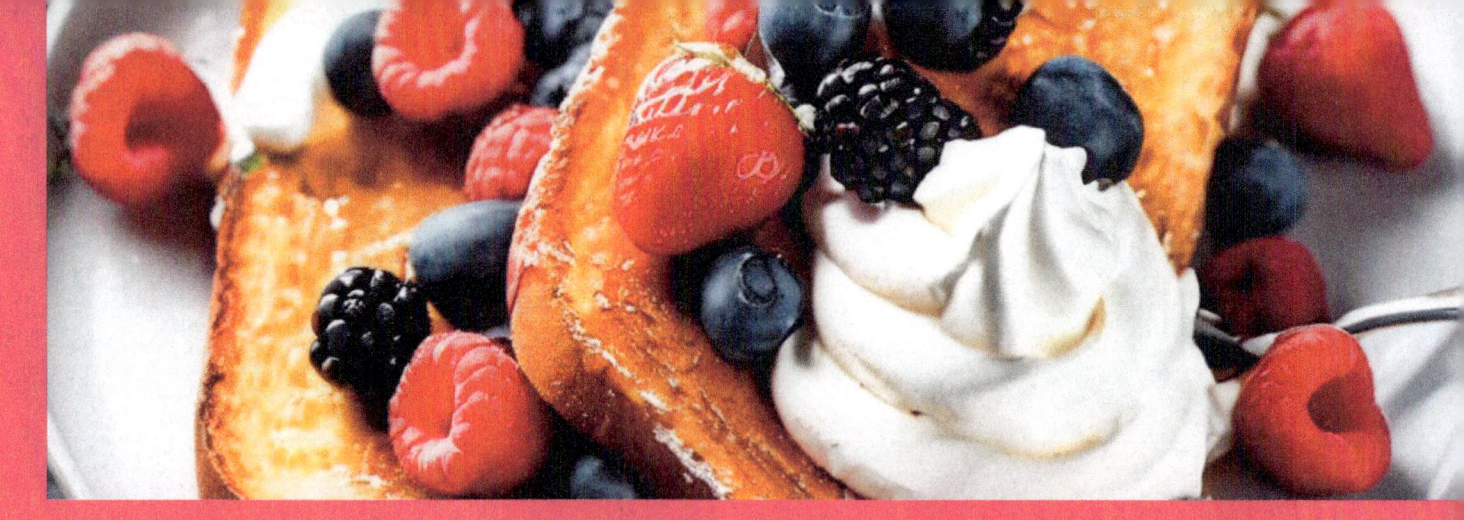

Temps de préparation: 10 minutes    Temps de cuisson: 15 minutes    Portions: 4

### INGRÉDIENTS

1. 8 tranches de pain de blé complet
2. 4 gros œufs
3. 1 tasse de lait (laitier ou végétal)
4. 1 cuillère à café d'extrait de vanille
5. 1 cuillère à café de cannelle moulue
6. 1 cuillère à soupe de beurre ou de spray de cuisson (pour la cuisson)
7. 1 tasse de baies fraîches mélangées (fraises, myrtilles, framboises)
8. 1 tasse de crème fouettée
9. Sirop d'érable (facultatif, pour servir)

### INSTRUCTIONS

1. Dans un grand bol, fouetter ensemble les œufs, le lait, l'extrait de vanille et la cannelle moulue jusqu'à ce que le mélange soit bien homogène.
2. Chauffer une grande poêle ou une plaque chauffante à feu moyen et ajouter du beurre ou enduire de spray de cuisson.
3. Tremper chaque tranche de pain dans le mélange d'œufs, en laissant tremper quelques secondes de chaque côté.
4. Placer les tranches de pain trempées sur la poêle ou la plaque chauffante chauffée. Cuire jusqu'à ce qu'elles soient dorées, environ 3 à 4 minutes de chaque côté.
5. Répéter avec les tranches de pain restantes, en ajoutant plus de beurre ou de spray de cuisson si nécessaire.
6. Servir le pain perdu chaud, garni de baies fraîches mélangées et d'une cuillerée de crème fouettée.
7. Arroser de sirop d'érable si désiré.

### AVANTAGE

Le pain perdu avec baies et crème fouettée est un petit-déjeuner délicieux et riche en nutriments qui offre plus de fibres, des protéines de haute qualité, un apport en antioxydants, vitamines et douceur naturelle.

## Bagel de blé complet avec fromage à la crème et fruits

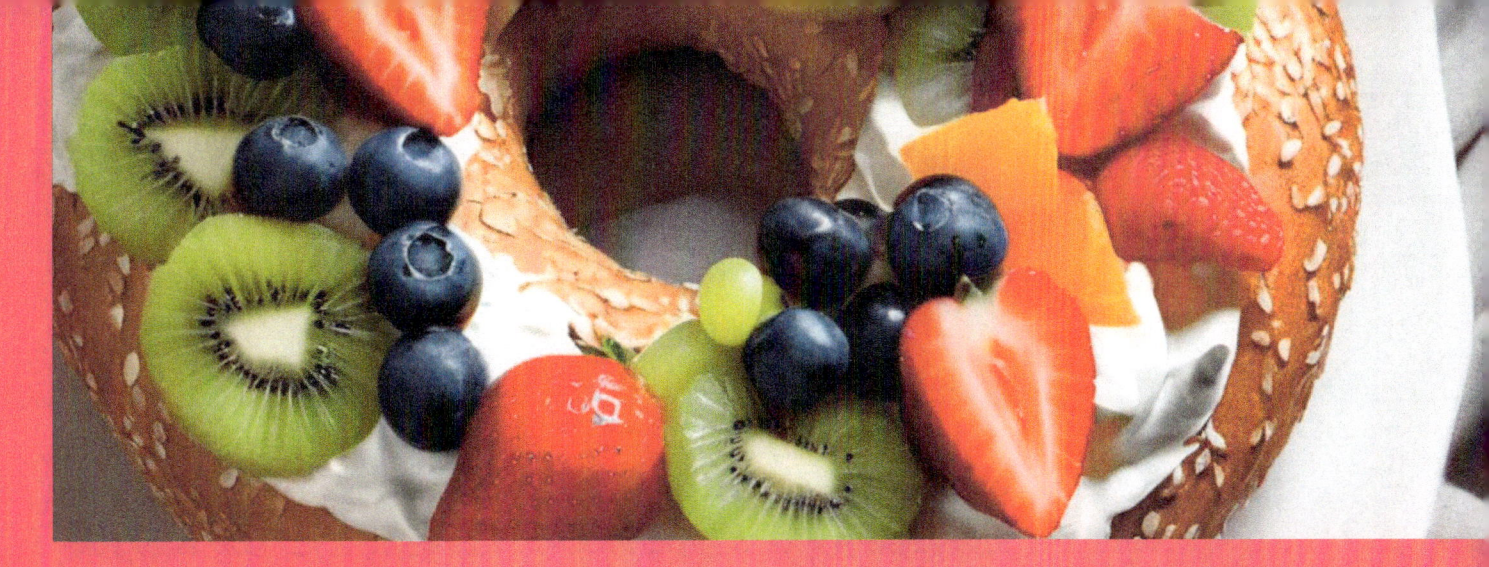

Temps de préparation: 5 minutes     Temps de cuisson: 0 minutes     Portions: 1

### INGRÉDIENTS

1. 1 bagel de blé complet
2. 2 cuillères à soupe de fromage à la crème
3. 1/4 tasse de fruits frais (comme des baies, des tranches de banane ou des tranches de pomme)

### INSTRUCTIONS

1. Couper le bagel de blé complet en deux.
2. Faire griller les moitiés de bagel selon le degré de croustillant désiré.
3. Étaler 1 cuillère à soupe de fromage à la crème sur chaque moitié de bagel.
4. Ajouter les fruits frais de votre choix.
5. Servir immédiatement et déguster.

**AVANTAGE**

Le bagel de blé complet avec fromage à la crème et fruits offre une option de petit-déjeuner rapide et équilibrée. Les bagels de blé complet fournissent des glucides complexes et des fibres, favorisant une énergie soutenue et une santé digestive. Le fromage à la crème apporte une source de protéines et de matières grasses, contribuant à la satiété. Les fruits frais enrichissent le repas avec leur douceur naturelle, leurs vitamines et leurs antioxydants, soutenant la santé générale et le bien-être.

# RECETTES POUR JOURNÉES RICHES EN GLUCIDES

## CHAPITRE 11
## INSPIRATION POUR UN DÉJEUNER RICHE EN GLUCIDES

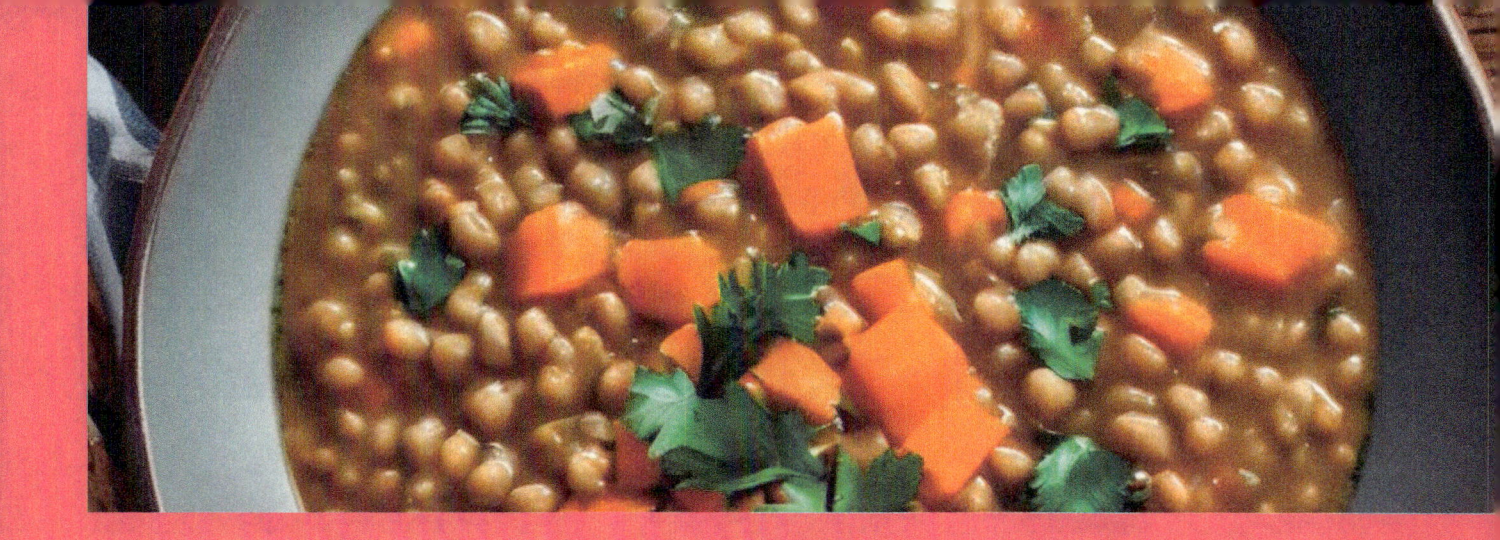

## Soupe de lentilles avec du pain complet

Temps de préparation: 15 minutes    Temps de cuisson: 45 minutes    Portions: 4

### INGRÉDIENTS

1. 1 cuillère à soupe d'huile d'olive
2. 1 gros oignon, coupé en dés
3. 2 gousses d'ail, émincées
4. 2 carottes, coupées en dés
5. 2 branches de céleri, coupées en dés
6. 1 tasse de lentilles séchées, rincées
7. 1 cuillère à café de cumin moulu
8. 1/2 cuillère à café de paprika fumé
9. 1/4 cuillère à café de thym séché
10. 1 feuille de laurier
11. 6 tasses de bouillon de légumes
12. 1 boîte (14,5 onces) de tomates en dés
13. Sel et poivre selon le goût
14. 4 tranches de pain complet

### INSTRUCTIONS

1. Chauffer l'huile d'olive dans une grande casserole à feu moyen. Ajouter l'oignon, l'ail, les carottes et le céleri coupés en dés. Cuire jusqu'à ce que les légumes soient ramollis, environ 5 à 7 minutes.
2. Incorporer les lentilles, le cumin moulu, le paprika fumé, le thym séché et la feuille de laurier. Cuire pendant 1 à 2 minutes pour faire griller les épices.
3. Ajouter le bouillon de légumes et les tomates en dés (avec leur jus) dans la casserole. Porter à ébullition.
4. Réduire le feu à doux et laisser mijoter à découvert pendant 30 à 35 minutes, ou jusqu'à ce que les lentilles soient tendres.
5. Assaisonner la soupe avec du sel et du poivre selon le goût. Retirer la feuille de laurier avant de servir.
6. Servir la soupe de lentilles chaude, accompagnée de tranches de pain complet.

### AVANTAGE

La soupe de lentilles avec du pain complet est un repas copieux et nutritif, riche en protéines végétales, en fibres, ainsi qu'en vitamines et minéraux essentiels.

## Sandwich à la dinde et à l'avocat

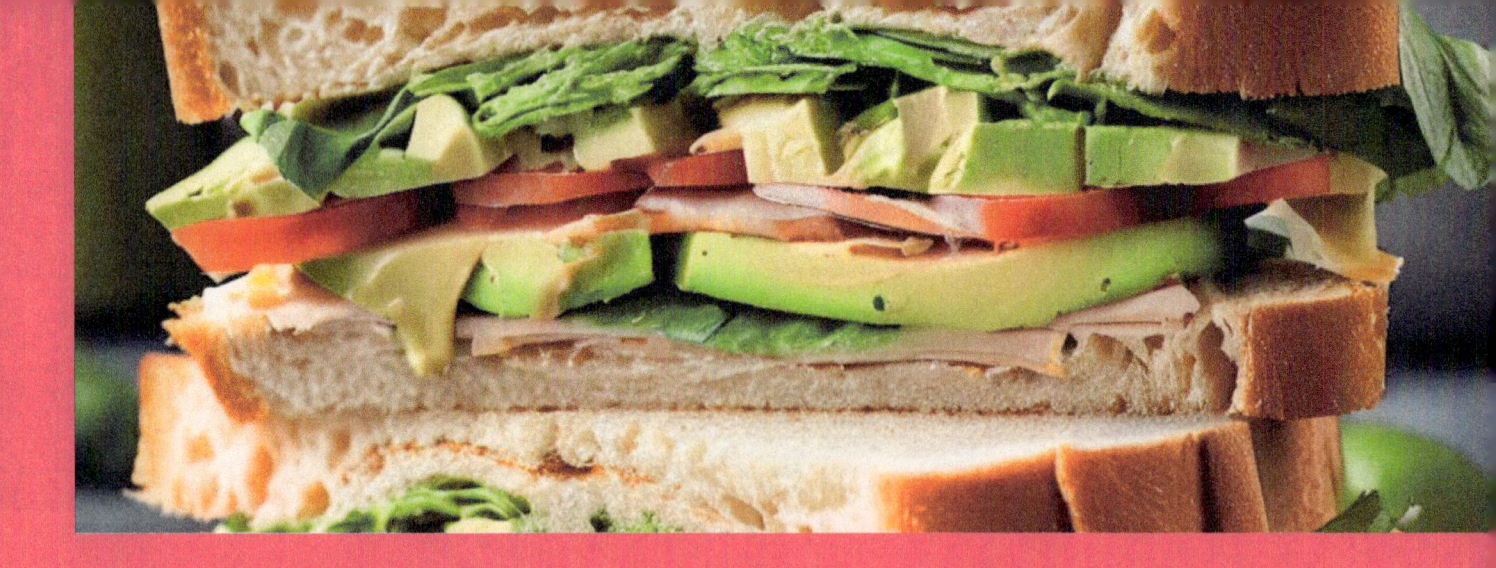

Temps de préparation: 10 minutes    Temps de cuisson: 0 minutes    Portions: 1

### INGRÉDIENTS

1. 2 tranches de pain complet
2. 3 à 4 tranches de poitrine de dinde rôtie
3. 1/2 avocat mûr, tranché
4. 1 petite tomate, tranchée
5. 1 poignée d'épinards frais ou de laitue
6. 1 cuillère à soupe de mayonnaise ou de moutarde (facultatif)
7. Sel et poivre selon le goût

### INSTRUCTIONS

1. Si désiré, faire griller les tranches de pain complet.
2. Étaler de la mayonnaise ou de la moutarde sur une ou les deux tranches de pain.
3. Disposer les tranches de poitrine de dinde rôtie sur une tranche de pain.
4. Ajouter les tranches d'avocat, les tranches de tomate et les épinards frais ou la laitue.
5. Assaisonner avec du sel et du poivre selon le goût.
6. Placer la deuxième tranche de pain par-dessus pour former un sandwich.
7. Couper le sandwich en deux si désiré et servir immédiatement.

**AVANTAGE**

Le sandwich à la dinde et à l'avocat offre un repas équilibré et riche en nutriments, contenant des protéines maigres, des graisses saines et des fibres. La poitrine de dinde est une source maigre de protéines, essentielle pour la maintenance et la réparation des muscles. L'avocat offre des graisses saines mono-insaturées, bénéfiques pour la santé cardiaque. Le pain complet fournit des glucides complexes et des fibres alimentaires, favorisant une énergie soutenue et la santé digestive. Les légumes frais comme la tomate et les épinards ajoutent des vitamines, des minéraux et des antioxydants.

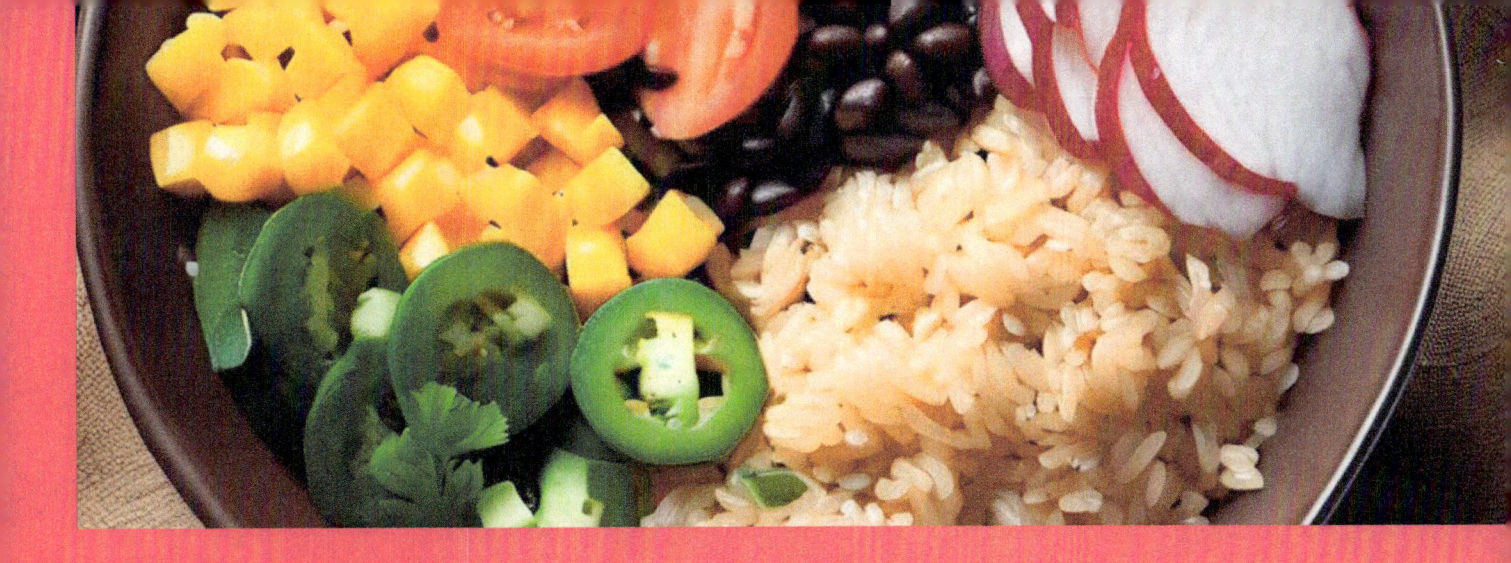

## Bol de riz brun et de haricots noirs

Temps de préparation: 10 minutes     Temps de cuisson: 30 minutes (pour le riz)
Portions: 4

### INGRÉDIENTS

1. 1 tasse de riz brun
2. 2 tasses d'eau ou de bouillon de légumes
3. 1 boîte (15 onces) de haricots noirs, égouttés et rincés
4. 1 tasse de grains de maïs (frais, surgelés ou en conserve)
5. 1 poivron rouge, coupé en dés
6. 1 avocat, coupé en dés
7. 1 petit oignon rouge, finement haché
8. 1/4 tasse de coriandre fraîche, hachée
9. 1 cuillère à soupe d'huile d'olive
10. 1 citron vert, pressé
11. 1 cuillère à café de cumin moulu
12. 1/2 cuillère à café de poudre de chili
13. Sel et poivre selon le goût

### INSTRUCTIONS

1. Dans une casserole moyenne, mélanger le riz brun et l'eau ou le bouillon de légumes. Porter à ébullition, puis réduire le feu à feu doux, couvrir et laisser mijoter pendant environ 30 minutes ou jusqu'à ce que le riz soit cuit et que le liquide soit absorbé.
2. Chauffer l'huile d'olive dans une grande poêle à feu moyen. Ajouter le poivron rouge coupé en dés et l'oignon rouge, et faire sauter jusqu'à ce qu'ils soient ramollis, environ 5 minutes.
3. Ajouter les haricots noirs, le maïs, le cumin moulu, la poudre de chili, le sel et le poivre dans la poêle. Remuer et cuire jusqu'à ce que le mélange soit chauffé, environ 3 à 5 minutes.
4. Une fois que le riz est cuit, l'émietter à l'aide d'une fourchette et le répartir dans quatre bols.
5. Garnir chaque bol avec le mélange de haricots noirs et de maïs.
6. Ajouter des dés d'avocat et une pincée de coriandre fraîche sur chaque bol.
7. Arroser de jus de citron vert juste avant de servir.

### AVANTAGE

Le bol de riz brun et de haricots noirs est un repas riche en fibres et en protéines qui favorise la santé digestive et fournit une énergie soutenue.

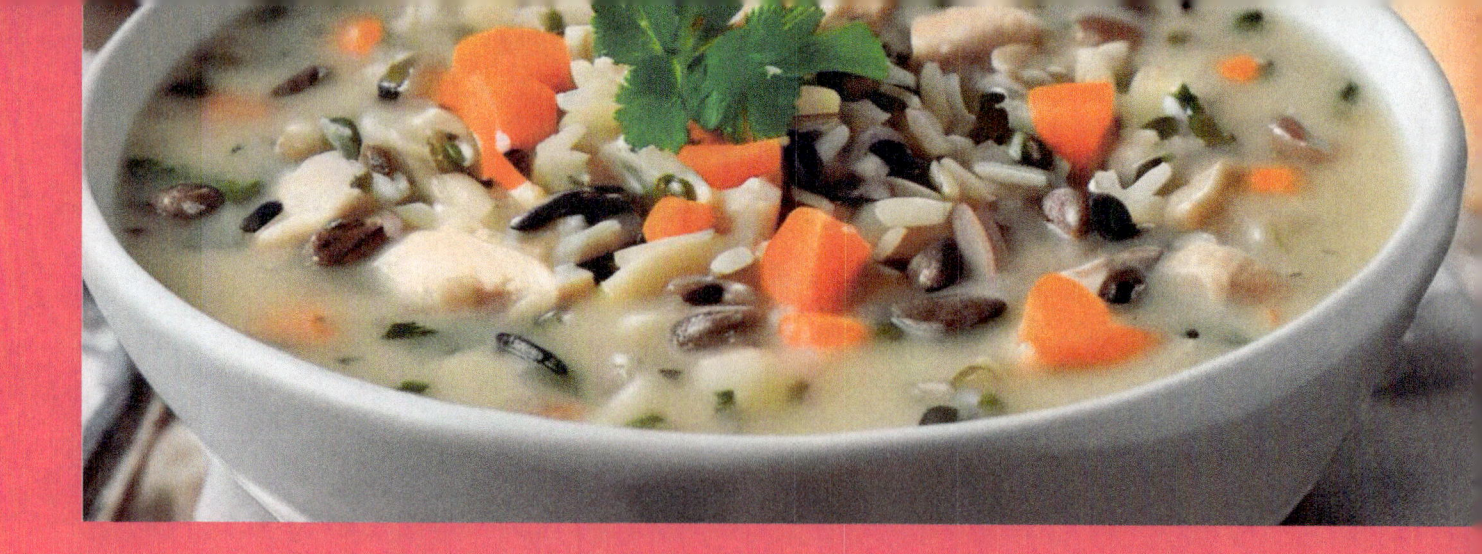

## Soupe au poulet et riz sauvage

Temps de préparation: 15 minutes   Temps de cuisson: 45 minutes   Portions: 6

### INGRÉDIENTS

1. 1 cuillère à soupe d'huile d'olive
2. 1 oignon, coupé en dés
3. 2 carottes, coupées en dés
4. 2 branches de céleri, coupées en dés
5. 3 gousses d'ail, émincées
6. 1 tasse de riz sauvage, rincé
7. 8 tasses de bouillon de poulet
8. 2 tasses de poulet cuit, effiloché (le poulet rôti fonctionne bien)
9. 1 cuillère à café de thym séché
10. 1 cuillère à café de romarin séché
11. 1 feuille de laurier
12. Sel et poivre selon le goût
13. 1 tasse de lait ou de crème (facultatif, pour une soupe plus crémeuse)
14. Persil frais, haché (pour la garniture)

### INSTRUCTIONS

1. Chauffer l'huile d'olive dans une grande casserole à feu moyen. Ajouter l'oignon, les carottes et le céleri coupés en dés. Cuire jusqu'à ce que les légumes soient ramollis, environ 5 à 7 minutes.
2. Ajouter l'ail émincé et cuire encore 1 à 2 minutes jusqu'à ce qu'il soit parfumé.
3. Incorporer le riz sauvage, le bouillon de poulet, le thym séché, le romarin séché et la feuille de laurier. Porter à ébullition.
4. Réduire le feu à doux, couvrir et laisser mijoter pendant environ 40 minutes ou jusqu'à ce que le riz soit tendre.
5. Ajouter le poulet effiloché dans la casserole et mélanger.
6. Si vous préférez une soupe plus crémeuse, incorporer le lait ou la crème à ce stade. Cuire encore 5 minutes jusqu'à ce que ce soit bien chaud.
7. Retirer la feuille de laurier et assaisonner la soupe avec du sel et du poivre selon le goût.
8. Garnir de persil frais avant de servir.

**AVANTAGE**

La soupe de poulet et de riz sauvage est un plat réconfortant copieux et riche en nutriments qui offre un équilibre de protéines, de fibres et de vitamines et minéraux essentiels, favorisant ainsi la digestion, fournissant une énergie soutenue et indispensable à l'entretien et à la réparation des muscles.

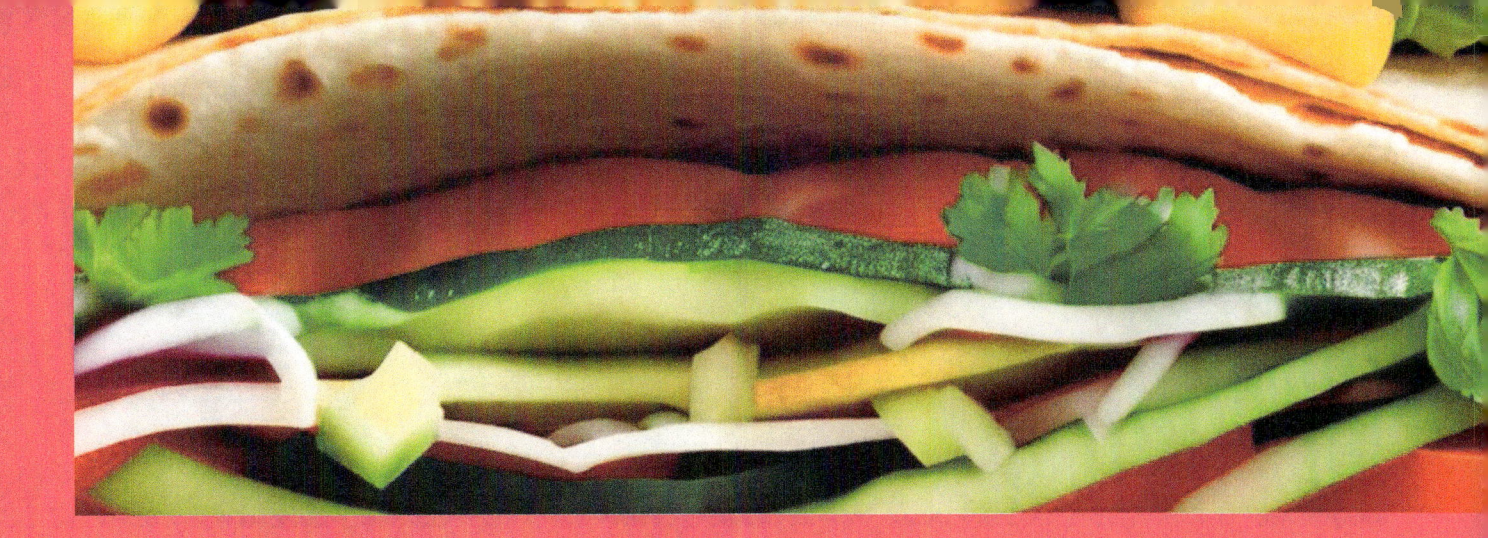

# Burrito végétarien

Temps de préparation: 15 minutes     Temps de cuisson: 20 minutes     Portions: 4

## INGRÉDIENTS

1. 1 cuillère à soupe d'huile d'olive
2. 1 oignon, coupé en dés
3. 2 gousses d'ail, émincées
4. 1 poivron rouge, coupé en dés
5. 1 courgette, coupée en dés
6. 1 tasse de grains de maïs (frais, surgelés ou en conserve)
7. 1 boîte (15 onces) de haricots noirs, égouttés et rincés
8. 1 cuillère à café de cumin moulu
9. 1 cuillère à café de poudre de chili
10. Sel et poivre selon le goût
11. 4 grandes tortillas de blé entier
12. 1 tasse de riz brun cuit ou de quinoa
13. 1 avocat, tranché
14. 1 tasse de laitue émincée
15. 1 tasse de salsa
16. 1/2 tasse de fromage râpé (facultatif)
17. Coriandre fraîche, hachée (facultatif, pour la garniture)

## INSTRUCTIONS

1. Chauffer l'huile d'olive dans une grande poêle à feu moyen. Ajouter l'oignon coupé en dés et cuire jusqu'à ce qu'il soit ramolli, environ 5 minutes.
2. Ajouter l'ail émincé, le poivron rouge et la courgette dans la poêle. Cuire jusqu'à ce que les légumes soient tendres, environ 5 à 7 minutes.
3. Incorporer le maïs, les haricots noirs, le cumin moulu, la poudre de chili, le sel et le poivre. Cuire encore 3 à 5 minutes jusqu'à ce que le mélange soit bien chaud.
4. Réchauffer les tortillas dans une poêle sèche ou au micro-ondes.
5. Pour assembler les burritos, placer une portion de riz brun cuit ou de quinoa au centre de chaque tortilla.
6. Ajouter le mélange de légumes et de haricots, puis ajouter des tranches d'avocat, de la laitue émincée, de la salsa et du fromage râpé si désiré.
7. Replier les côtés de la tortilla et rouler fermement pour former un burrito.
8. Servir immédiatement, garni de coriandre fraîche si désiré.

## AVANTAGE

La combinaison de légumes, de haricots noirs et de céréales complètes offre une variété de vitamines, de minéraux et d'antioxydants, tout en fournissant également des protéines d'origine végétale et des fibres alimentaires. L'avocat ajoute des graisses saines, importantes pour la santé cardiaque.

## Salade de quinoa aux légumes rôtis

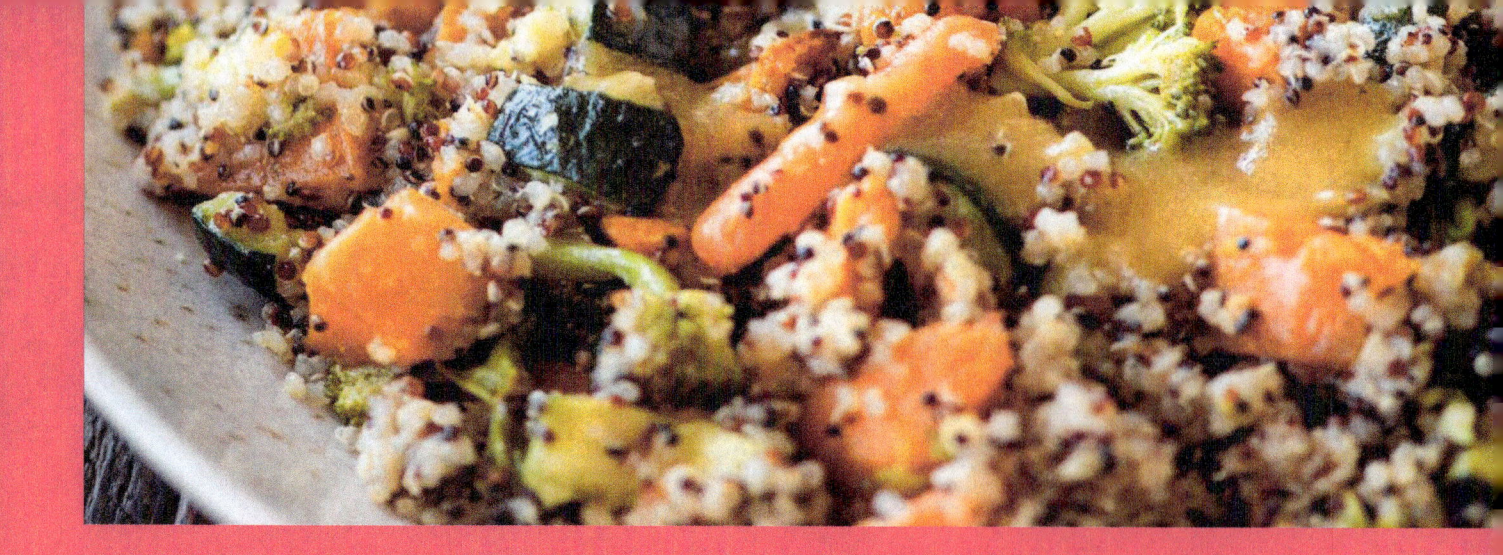

Temps de préparation: 15 minutes   Temps de cuisson: 30 minutes   Portions: 4

### INGRÉDIENTS

1. 1 tasse de quinoa, rincé
2. 2 tasses d'eau ou de bouillon de légumes
3. 1 poivron rouge, coupé en dés
4. 1 courgette, coupée en dés
5. 1 courge jaune, coupée en dés
6. 1 oignon rouge, coupé en dés
7. 1 tasse de tomates cerises, coupées en deux
8. 2 cuillères à soupe d'huile d'olive
9. Sel et poivre selon le goût
10. 1 cuillère à café d'origan séché
11. 1 cuillère à café de thym séché
12. 1 tasse d'épinards frais ou de roquette
13. 1/4 tasse de fromage feta émietté (facultatif)
14. 2 cuillères à soupe de vinaigre balsamique

### INSTRUCTIONS

1. Préchauffer le four à 400°F (200°C).
2. Dans une casserole moyenne, porter à ébullition l'eau ou le bouillon de légumes. Ajouter le quinoa, réduire le feu à doux, couvrir et laisser mijoter pendant environ 15 minutes. Égrener à l'aide d'une fourchette et mettre de côté.
3. Pendant la cuisson du quinoa, placer le poivron rouge, la courgette, la courge jaune et l'oignon rouge sur une plaque de cuisson. Arroser d'huile d'olive, assaisonner avec du sel, du poivre, de l'origan séché et du thym séché. Mélanger pour enrober uniformément.
4. Rôtir les légumes dans le four préchauffé pendant 20 à 25 minutes, ou jusqu'à ce qu'ils soient tendres et légèrement caramélisés, en remuant à mi-cuisson.
5. Dans un grand bol, mélanger le quinoa cuit, les légumes rôtis, les tomates cerises et les épinards frais ou la roquette.
6. Arroser de vinaigre balsamique et mélanger.
7. Parsemer de fromage feta émietté si désiré.
8. Servir la salade tiède ou à température ambiante.

### AVANTAGE

La salade de quinoa aux légumes rôtis est un plat riche en nutriments et plein de saveurs qui offre un équilibre de protéines, de fibres, ainsi que des vitamines, des minéraux et des antioxydants essentiels.

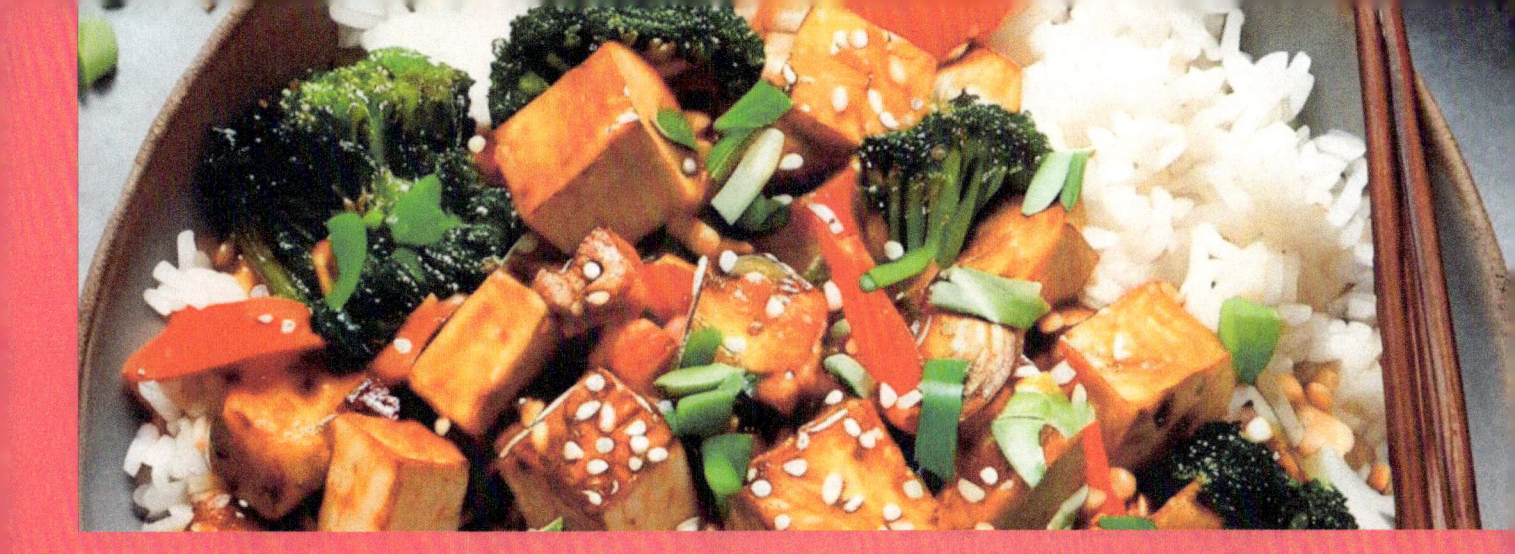

## Sauté de tofu avec riz au jasmin

Temps de préparation: 15 minutes   Temps de cuisson: 20 minutes   Portions: 4

### INGRÉDIENTS

1. 1 tasse de riz au jasmin
2. 2 tasses d'eau
3. 1 bloc (14 oz) de tofu ferme, égoutté et coupé en cubes
4. 2 cuillères à soupe de sauce soja
5. 2 cuillères à soupe de sauce hoisin
6. 1 cuillère à soupe d'huile de sésame
7. 2 gousses d'ail, émincées
8. 1 cuillère à soupe de gingembre frais, émincé
9. 1 poivron rouge, tranché
10. 1 tasse de fleurettes de brocoli
11. 1 carotte, en julienne
12. 1 courgette, tranchée
13. 2 cuillères à soupe d'huile végétale
14. 2 oignons verts, hachés
15. Graines de sésame (facultatif, pour la garniture)

### INSTRUCTIONS

1. Cuire le riz au jasmin : Porter 2 tasses d'eau à ébullition dans une casserole moyenne. Ajouter le riz au jasmin, réduire le feu à doux, couvrir et laisser mijoter pendant 15 minutes ou jusqu'à ce que le riz soit tendre et que l'eau soit absorbée. Égrener à l'aide d'une fourchette.
2. Dans un bol, mélanger les cubes de tofu avec la sauce soja et la sauce hoisin. Laisser mariner pendant 10 minutes.
3. Chauffer l'huile de sésame dans une grande poêle ou un wok à feu moyen-vif. Ajouter l'ail et le gingembre émincés, et faire sauter jusqu'à ce qu'ils soient parfumés, environ 1 à 2 minutes.
4. Ajouter le tofu mariné dans la poêle et cuire jusqu'à ce qu'il soit doré de tous les côtés, environ 5 à 7 minutes. Retirer le tofu de la poêle et réserver.
5. Dans la même poêle, ajouter l'huile végétale et faire sauter le poivron rouge, le brocoli, la carotte et la courgette jusqu'à ce qu'ils soient tendres, environ 5 à 7 minutes.
6. Remettre le tofu dans la poêle et mélanger avec les légumes. Cuire encore 2 à 3 minutes.
7. Servir le sauté de tofu sur le riz au jasmin. Garnir d'oignons verts hachés et de graines de sésame si désiré.

### AVANTAGE

Le sauté de tofu avec du riz au jasmin est un repas équilibré et riche en nutriments, offrant une bonne source de protéines d'origine végétale, ainsi que des vitamines et des minéraux essentiels.

# RECETTES POUR JOURNÉES RICHES EN GLUCIDES

# CHAPITRE 12

# DÉLICES DU DINER RICHE EN GLUCIDES

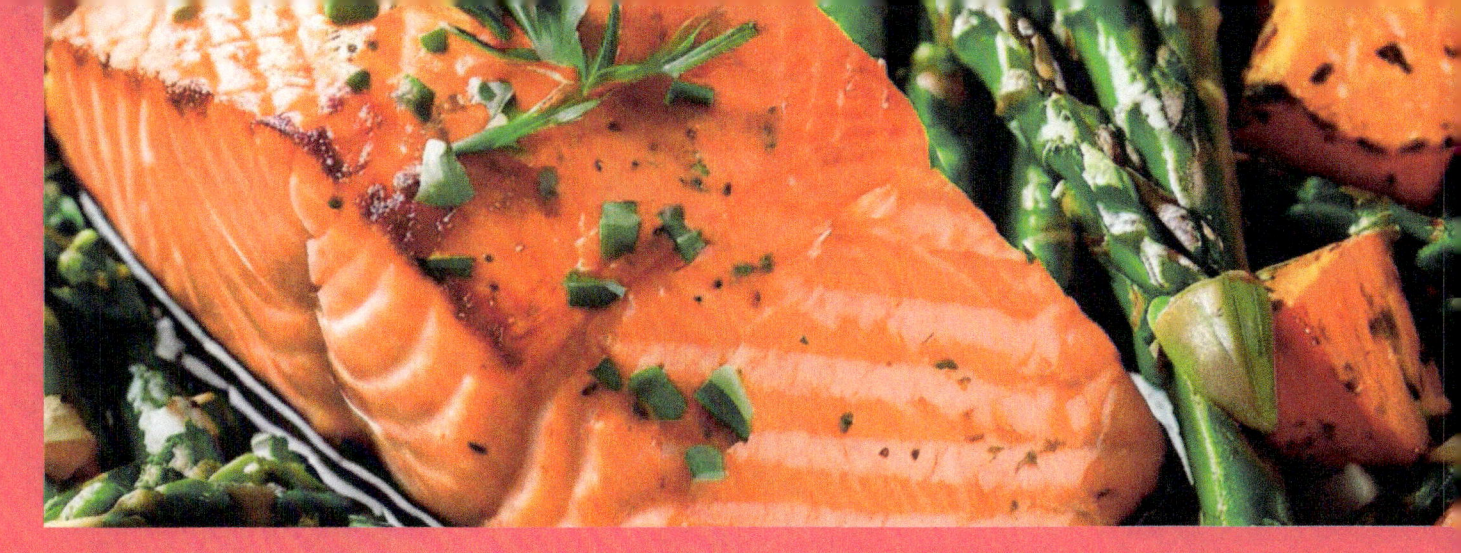

## Saumon avec Patates Douces Rôties et Asperges

Temps de préparation: 15 minutes    Temps de cuisson: 25 minutes    Portions: 4

### INGRÉDIENTS

1. 4 filets de saumon (environ 170 g chacun)
2. 2 grosses patates douces, pelées et coupées en dés
3. 1 botte d'asperges, parées
4. 2 cuillères à soupe d'huile d'olive
5. 2 gousses d'ail, émincées
6. 1 cuillère à café de thym séché
7. Sel et poivre selon le goût
8. Quartiers de citron (pour servir)

### INSTRUCTIONS

1. Préchauffez votre four à 400°F (200°C).
2. Disposez les dés de patates douces sur une plaque de cuisson. Arrosez-les d'une cuillère à soupe d'huile d'olive et saupoudrez d'ail émincé, de thym séché, de sel et de poivre. Mélangez pour bien enrober. Étalez les patates douces en une seule couche.
3. Faites rôtir les patates douces au four pendant 15 minutes.
4. Placez les filets de saumon sur une autre plaque de cuisson recouverte de papier parchemin. Arrosez-les de l'huile d'olive restante et assaisonnez-les de sel et de poivre.
5. Après que les patates douces ont rôti pendant 15 minutes, ajoutez les asperges sur la plaque de cuisson avec les patates douces. Arrosez-les d'un peu d'huile d'olive et assaisonnez-les de sel et de poivre.
6. Remettez les deux plaques de cuisson au four et poursuivez la cuisson pendant encore 10 minutes, ou jusqu'à ce que les patates douces soient tendres, les asperges croquantes-tendres et le saumon cuit et s'effeuille facilement à la fourchette.
7. Servez le saumon rôti avec les patates douces et les asperges chauds du four, avec des quartiers de citron à côté pour arroser le poisson.

### AVANTAGE

Ce repas offre une dose saine d'acides gras oméga-3 provenant du saumon, qui soutiennent la santé cardiaque et la fonction cérébrale. Les patates douces sont riches en antioxydants comme le bêta-carotène, qui aident à protéger les cellules contre les dommages causés par les radicaux libres.

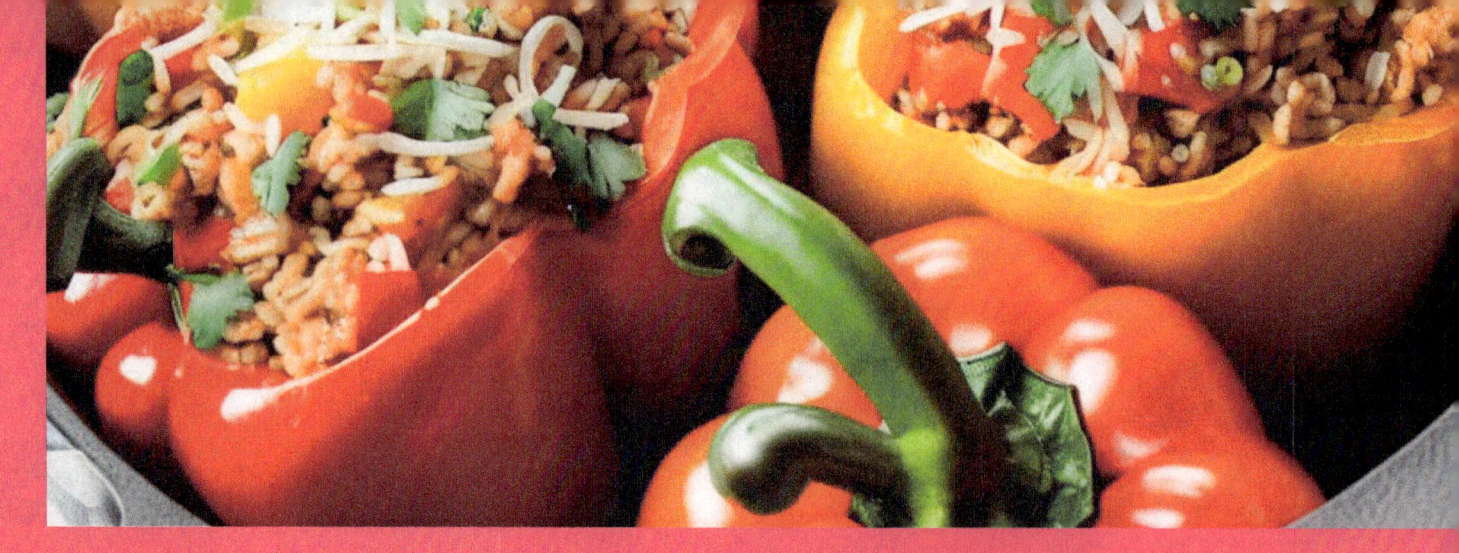

## Poivrons farcis au riz brun et à la dinde hachée

Temps de préparation: 20 minutes     Temps de cuisson: 40 minutes     Portions: 4

### INGRÉDIENTS

1. 4 gros poivrons (de n'importe quelle couleur)
2. 1 tasse de riz complet cuit
3. 450 grammes de dinde hachée
4. 1 petit oignon, finement haché
5. 2 gousses d'ail, émincées
6. 1 boîte (14,5 oz) de tomates en dés, égouttées
7. 1 cuillère à café d'origan séché
8. 1 cuillère à café de basilic séché
9. Sel et poivre selon le goût
10. 1 tasse de fromage mozzarella râpé
11. 2 cuillères à soupe d'huile d'olive

### INSTRUCTIONS

1. Préchauffez votre four à 375°F (190°C).
2. Coupez le haut des poivrons et retirez les graines et les membranes. Mettez de côté.
3. Dans une grande poêle, chauffez l'huile d'olive à feu moyen. Ajoutez l'oignon haché et l'ail émincé, et faites revenir jusqu'à ce que l'oignon soit translucide, environ 3 à 4 minutes.
4. Ajoutez la dinde hachée à la poêle et faites cuire jusqu'à ce qu'elle soit dorée, en la cassant avec une cuillère pendant la cuisson, environ 5 à 7 minutes.
5. Incorporez les tomates en dés, le riz brun cuit, l'origan séché, le basilic séché, le sel et le poivre à la poêle. Faites cuire encore 5 minutes, jusqu'à ce que le mélange soit bien chaud.
6. Placez les poivrons dans un plat allant au four et farcissez-les avec le mélange de dinde et de riz. Pressez légèrement la garniture pour la tasser.
7. Saupoudrez chaque poivron farci de fromage mozzarella râpé.
8. Couvrez le plat de cuisson de papier aluminium et faites cuire au four pendant 30 minutes. Retirez le papier aluminium et poursuivez la cuisson pendant 10 minutes supplémentaires.
9. Servez les poivrons farcis chauds.

### AVANTAGE

Les poivrons farcis au riz complet et à la dinde hachée offrent un repas équilibré riche en protéines maigres provenant de la dinde hachée, qui soutiennent l'entretien et la réparation musculaires. Le riz complet ajoute des fibres alimentaires.

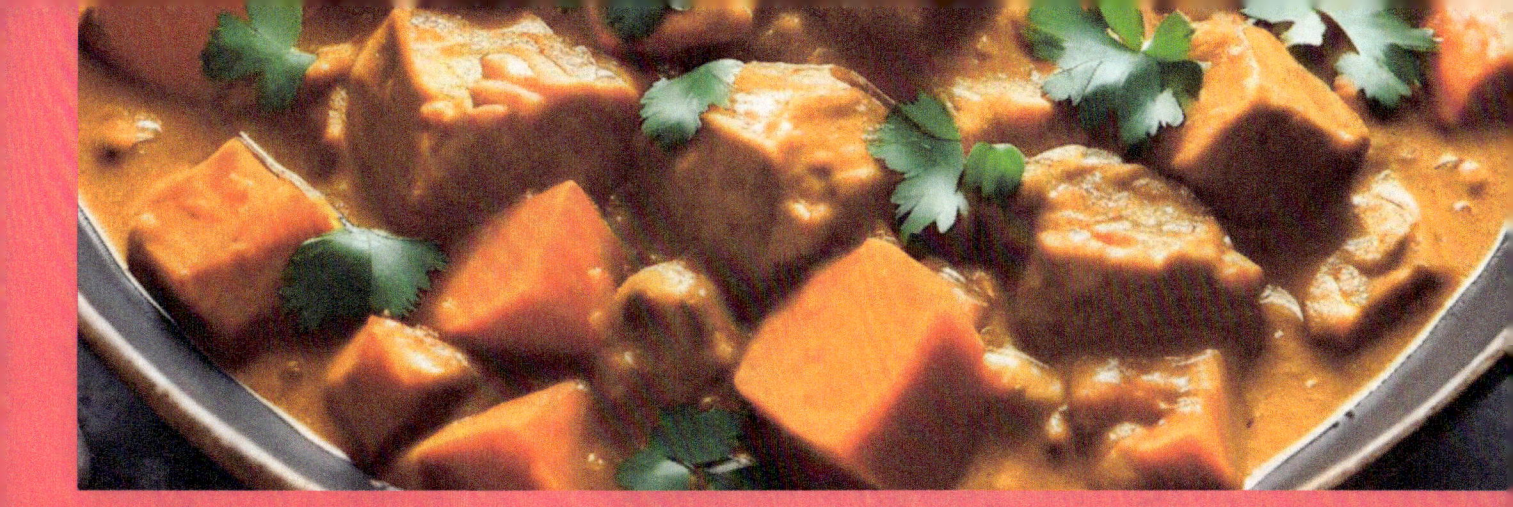

## Curry de poulet et patates douces

Temps de préparation: 15 minutes   Temps de cuisson: 30 minutes   Portions: 4

### INGRÉDIENTS

1. 1 livre de poitrine de poulet, coupée en morceaux de taille bite
2. 2 grosses patates douces, pelées et coupées en cubes
3. 1 oignon, finement haché
4. 2 gousses d'ail, émincées
5. 1 cuillère à soupe de gingembre, émincé
6. 1 boîte (14,5 oz) de tomates en dés
7. 1 boîte (14 oz) de lait de coco
8. 2 cuillères à soupe de poudre de curry
9. 1 cuillère à café de cumin moulu
10. 1 cuillère à café de curcuma moulu
11. 1 cuillère à soupe d'huile d'olive
12. Sel et poivre selon le goût
13. Coriandre fraîche, hachée (pour la garniture)
14. Riz au jasmin cuit (pour servir)

### INSTRUCTIONS

1. Dans une grande casserole, chauffez l'huile d'olive à feu moyen. Ajoutez l'oignon haché et faites revenir jusqu'à ce qu'il devienne translucide, environ 5 minutes. Ajoutez l'ail et le gingembre émincés, et faites revenir pendant encore 1 à 2 minutes jusqu'à ce qu'ils dégagent leur parfum.
2. Ajoutez les morceaux de poulet dans la casserole et faites-les dorer de tous les côtés, environ 5 à 7 minutes.
3. Incorporez la poudre de curry, le cumin moulu et le curcuma moulu. Faites cuire encore 1 à 2 minutes, en permettant aux épices d'enrober uniformément le poulet.
4. Ajoutez les patates douces en cubes, les tomates en dés et le lait de coco dans la casserole. Remuez pour mélanger et portez le mélange à ébullition.
5. Couvrez la casserole et laissez mijoter le curry pendant 20 à 25 minutes, ou jusqu'à ce que les patates douces soient tendres et que le poulet soit bien cuit.
6. Assaisonnez avec du sel et du poivre selon votre goût.
7. Servez le curry de poulet et de patates douces sur du riz au jasmin cuit. Garnissez de coriandre fraîche.

### AVANTAGE

Le curry de poulet et de patates douces est un repas riche en nutriments, riche en protéines, vitamines et minéraux. Les patates douces sont une excellente source de bêta-carotène, qui favorise la santé oculaire et renforce le système immunitaire.

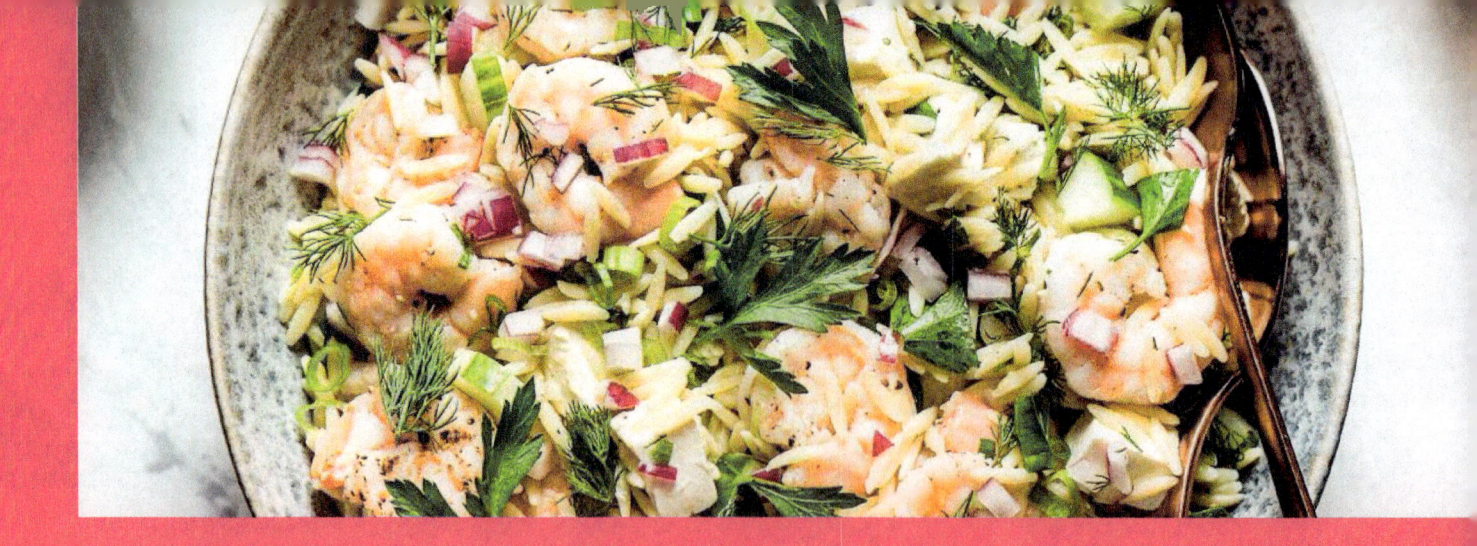

## Salade de Crevettes et Orzo

Temps de préparation: 15 minutes   Temps de cuisson: 15 minutes   Portions: 4

### INGRÉDIENTS

1. 1 tasse de pâtes orzo
2. 1 livre de crevettes, pelées et déveinées
3. 1 cuillère à soupe d'huile d'olive
4. 1 citron, jus
5. 1 tasse de tomates cerises, coupées en deux
6. 1 concombre, coupé en dés
7. 1/4 tasse d'oignon rouge, finement haché
8. 1/4 tasse d'olives Kalamata, tranchées
9. 1/4 tasse de fromage féta, émietté
10. 2 cuillères à soupe de persil frais, haché
11. Sel et poivre, au goût

### INSTRUCTIONS

1. Cuisez l'orzo selon les instructions sur l'emballage. Égouttez et rincez à l'eau froide pour arrêter la cuisson. Mettez de côté.
2. Dans une grande poêle, chauffez l'huile d'olive à feu moyen-élevé. Ajoutez les crevettes et faites-les cuire jusqu'à ce qu'elles soient roses et opaques, environ 2 à 3 minutes de chaque côté. Retirez du feu et laissez refroidir.
3. Dans un grand bol, mélangez l'orzo cuit, les crevettes, les tomates cerises, le concombre, l'oignon rouge et les olives Kalamata.
4. Arrosez de jus de citron et assaisonnez avec du sel et du poivre. Mélangez bien.
5. Saupoudrez de fromage féta et de persil haché sur la salade.
6. Servez immédiatement ou réfrigérez pendant une heure pour permettre aux saveurs de se mélanger.

**AVANTAGE**

La salade de crevettes et d'orzo est un repas léger mais satisfaisant, riche en protéines de crevettes, qui favorisent la croissance et la réparation musculaire. Les crevettes sont également une excellente source d'acides gras oméga-3, qui favorisent la santé cardiaque. Les légumes ajoutent des vitamines, des minéraux et des fibres, contribuant ainsi à la santé digestive globale.

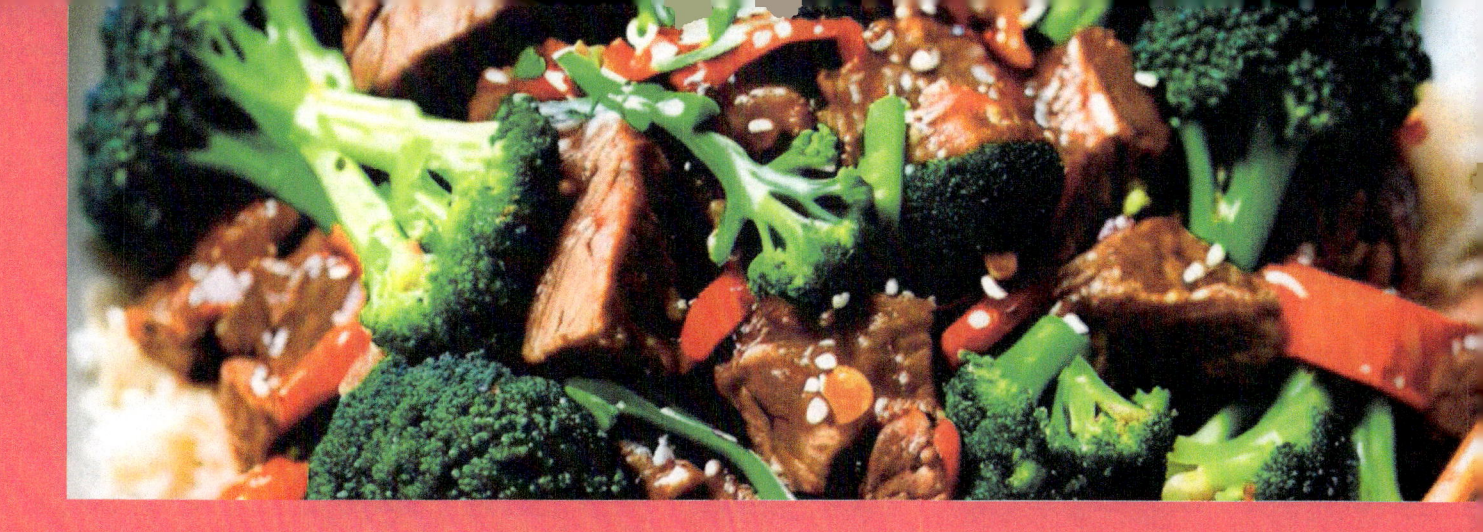

## Sauté de bœuf et brocoli

Temps de préparation: 15 minutes   Temps de cuisson: 15 minutes   Portions: 4

### INGRÉDIENTS

1. 1 livre de faux-filet de bœuf, coupé en tranches fines
2. 1 gros tête de brocoli, coupée en fleurons
3. 1 cuillère à soupe d'huile végétale
4. 3 gousses d'ail, émincées
5. 1 cuillère à soupe de gingembre frais, émincé
6. 1/4 tasse de sauce soja
7. 2 cuillères à soupe de sauce aux huîtres
8. 2 cuillères à soupe de sauce hoisin
9. 1 cuillère à soupe de fécule de maïs mélangée à 2 cuillères à soupe d'eau
10. 1/2 tasse de bouillon de bœuf
11. Riz cuit (pour servir)
12. Graines de sésame (facultatif, pour garnir)
13. Oignons verts hachés (facultatif, pour garnir)

### INSTRUCTIONS

1. Faites chauffer l'huile végétale dans une grande poêle ou un wok à feu moyen-vif.
2. Ajoutez les tranches de bœuf à la poêle et faites-les sauter jusqu'à ce qu'elles soient dorées, environ 3 à 4 minutes. Retirez le bœuf de la poêle et mettez de côté.
3. Dans la même poêle, ajoutez l'ail émincé et le gingembre. Faites sauter pendant environ 1 minute jusqu'à ce qu'ils dégagent leur parfum.
4. Ajoutez les fleurettes de brocoli et faites-les sauter pendant 2 à 3 minutes, jusqu'à ce qu'elles commencent à devenir tendres.
5. Remettez le bœuf dans la poêle.
6. Dans un petit bol, mélangez la sauce soja, la sauce aux huîtres, la sauce hoisin et le bouillon de bœuf. Versez ce mélange dans la poêle.
7. Portez à ébullition et laissez mijoter pendant encore 2 à 3 minutes.
8. Ajoutez le mélange de maïzena dans la poêle et remuez jusqu'à ce que la sauce épaississe, environ 1 à 2 minutes.
9. Servez le sauté de bœuf et de brocoli sur du riz cuit. Garnissez de graines de sésame et d'oignons verts hachés, si désiré.

### AVANTAGE

Le sauté de bœuf et de brocoli est un repas riche en protéines qui favorise la croissance et la réparation musculaire. Le bœuf fournit des acides aminés essentiels et du fer, essentiels au maintien des niveaux d'énergie et au maintien de la santé globale. Le brocoli est riche en vitamines C et K, en fibres et en divers antioxydants.

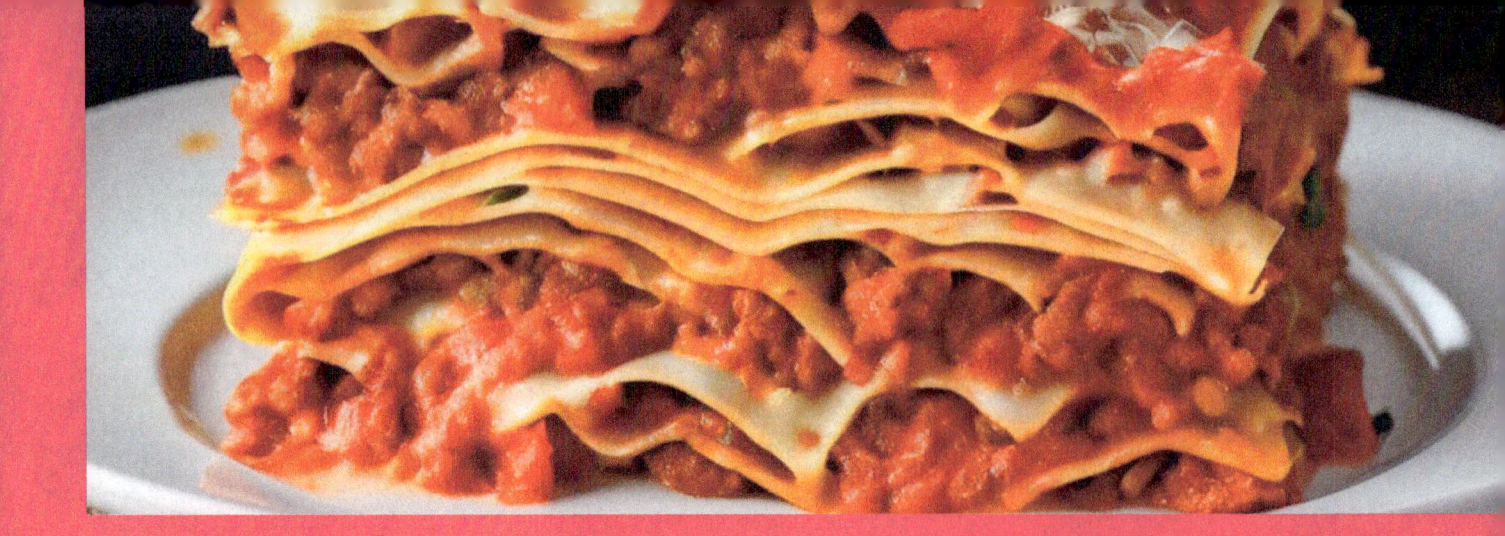

## Lasagnes aux nouilles de blé complet

Temps de préparation: 30 minutes    Temps de cuisson: 1 heure    Portions: 8

### INGRÉDIENTS

1. 12 feuilles de lasagnes complètes
2. 450 g de boeuf haché maigre ou de dinde
3. 1 petit oignon, haché
4. 2 gousses d'ail, émincées
5. 1 bocal (680 g) de sauce marinara
6. 1 boîte (411 g) de tomates pelées en dés, égouttées
7. 500 g de fromage ricotta
8. 1 œuf, battu
9. 200 g de fromage mozzarella râpé
10. 50 g de fromage Parmesan râpé
11. 200 g d'épinards frais, hachés
12. 1 cuillère à soupe d'huile d'olive
13. 1 cuillère à café d'origan séché
14. 1 cuillère à café de basilic séché
15. Sel et poivre selon le goût

### INSTRUCTIONS

1. Préchauffez le four à 375°F (190°C). Faites cuire les feuilles de lasagnes selon les instructions sur l'emballage; égouttez-les.
2. Dans une poêle, chauffez l'huile d'olive à feu moyen. Faites revenir l'oignon et l'ail jusqu'à ce qu'ils deviennent translucides.
3. Ajoutez la viande hachée, faites cuire jusqu'à ce qu'elle soit dorée. Incorporez la sauce marinara, les tomates pelées en dés, l'origan, le basilic, le sel et le poivre ; laissez mijoter pendant 10 minutes.
4. Mélangez la ricotta, l'œuf, les épinards et la moitié du Parmesan.
5. Disposez en couches dans un plat à gratin : sauce à la viande, feuilles de lasagnes, mélange de ricotta, mozzarella. Répétez deux fois.
6. Saupoudrez du reste des fromages. Couvrez de papier d'aluminium; enfournez 25 minutes. Découvrez; poursuivez la cuisson 15 minutes.
7. Laissez refroidir pendant 10 minutes avant de servir.

### AVANTAGE

La lasagne aux nouilles de blé complet offre une version plus saine d'un plat classique en utilisant des nouilles de blé entier, qui sont plus riches en fibres. La combinaison de viande hachée maigre, d'épinards et de fromage offre un bon équilibre de protéines, de vitamines et de minéraux.

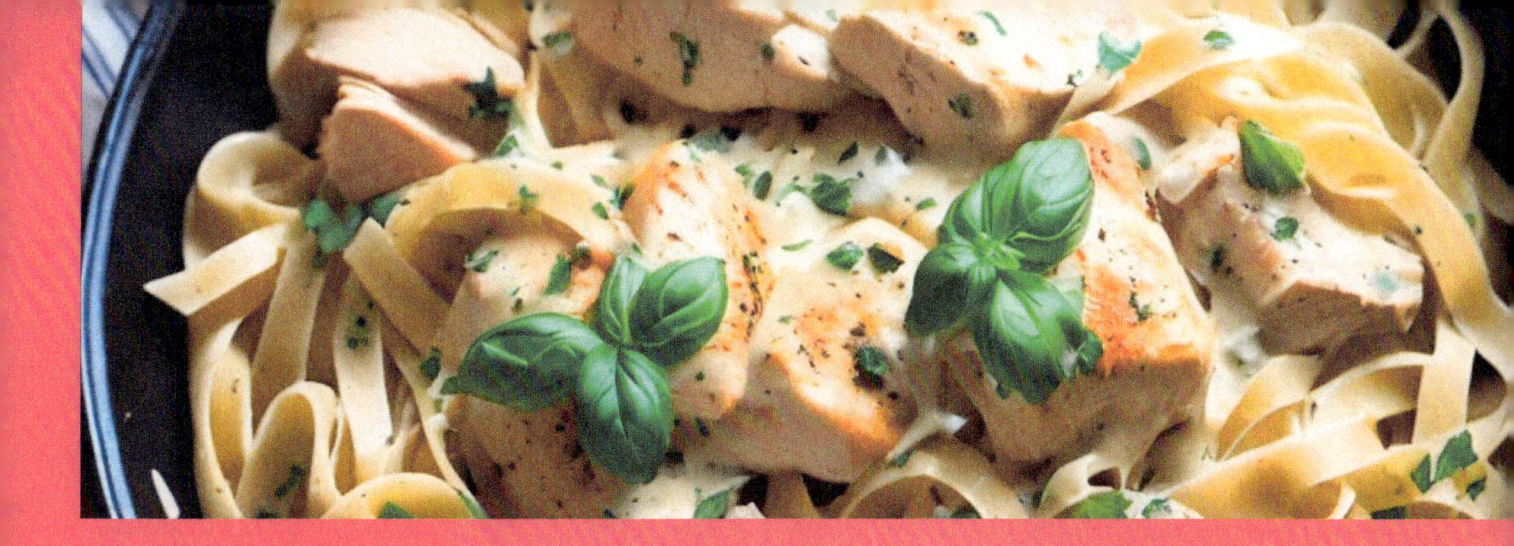

## Poulet Alfredo aux Fettuccine

Temps de préparation: 15 minutes    Temps de cuisson: 20 minutes    Portions: 4

### INGRÉDIENTS

1. 8 oz de pâtes fettuccine
2. 450 g de blancs de poulet désossés et sans peau, coupés en fines lamelles
3. 2 cuillères à soupe d'huile d'olive
4. 3 gousses d'ail, hachées
5. 1 tasse de crème épaisse
6. 1 tasse de fromage Parmesan râpé
7. 1/2 tasse de beurre non salé
8. Sel et poivre selon le goût
9. Persil frais, haché (pour la garniture)

### INSTRUCTIONS

1. Cuisez les fettuccine selon les instructions sur l'emballage. Égouttez et mettez de côté.
2. Dans une grande poêle, chauffez l'huile d'olive à feu moyen. Ajoutez les lamelles de poulet et faites-les cuire jusqu'à ce qu'elles soient dorées et bien cuites, environ 5 à 7 minutes. Retirez le poulet de la poêle et mettez de côté.
3. Dans la même poêle, ajoutez l'ail haché et faites revenir pendant 1 à 2 minutes jusqu'à ce qu'il dégage son parfum.
4. Réduisez le feu à doux et ajoutez le beurre et la crème épaisse. Remuez jusqu'à ce que le beurre soit fondu et que le mélange soit lisse.
5. Ajoutez progressivement le fromage Parmesan, en remuant continuellement jusqu'à ce que la sauce épaississe.
6. Assaisonnez avec du sel et du poivre selon votre goût.
7. Remettez le poulet cuit dans la poêle et mélangez jusqu'à ce qu'il soit bien enrobé de la sauce Alfredo.
8. Ajoutez les fettuccine cuites dans la poêle et mélangez pour bien les enrober.
9. Servez immédiatement, garni de persil frais.

### AVANTAGE

Le poulet Alfredo aux fettuccines fournit une bonne source de protéines du poulet, essentielles à la réparation et à la croissance musculaire. Le parmesan et la crème apportent du calcium, favorisant ainsi la santé des os.

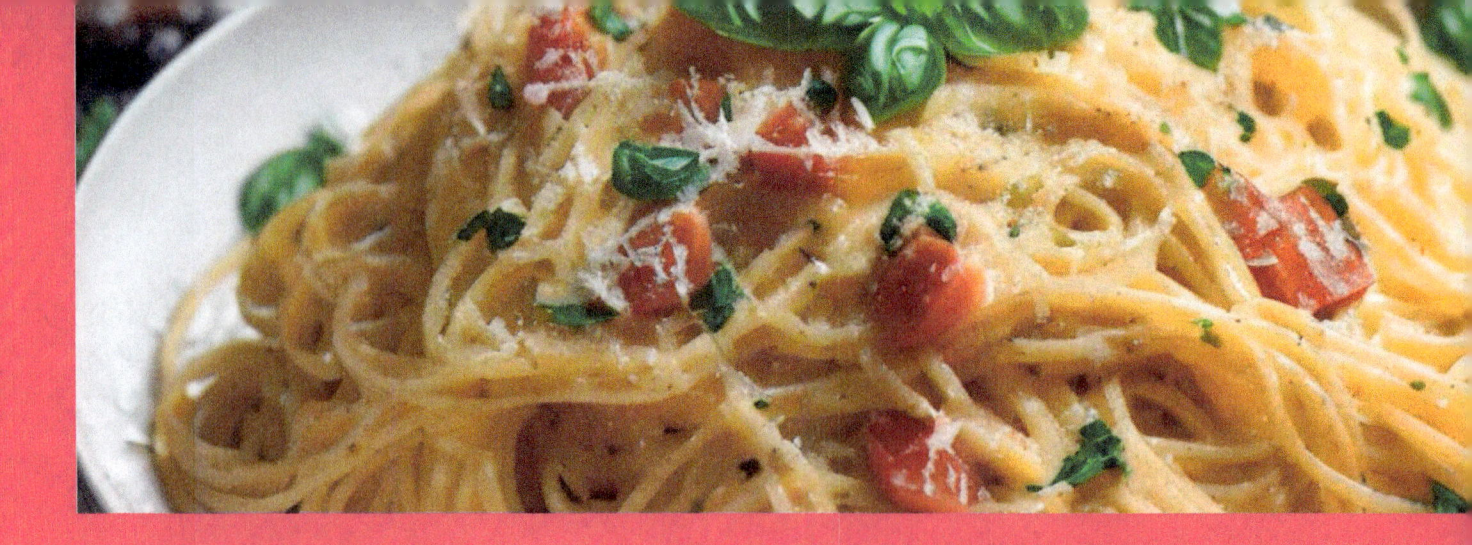

## Spaghetti Carbonara

Temps de préparation: 10 minutes     Temps de cuisson: 15 minutes     Portions: 4

### INGRÉDIENTS

1. 340 grammes de spaghetti (environ 12 onces)
2. 113 grammes de pancetta ou de lardons, coupés en dés
3. 3 gros œufs
4. 1 tasse de fromage Parmesan râpé, plus un peu plus pour servir
5. 2 gousses d'ail, hachées
6. 1/4 de cuillère à café de poivre noir fraîchement moulu
7. Sel, selon le goût
8. Persil frais haché, pour la garniture (facultatif)

### INSTRUCTIONS

1. Cuisez les spaghetti selon les instructions sur l'emballage dans une grande casserole d'eau bouillante salée jusqu'à ce qu'ils soient al dente. Réservez 1/2 tasse d'eau de cuisson des pâtes, puis égouttez les spaghetti.
2. Chauffez une grande poêle à feu moyen. Ajoutez les dés de pancetta ou de bacon et faites cuire jusqu'à ce qu'ils soient croustillants et dorés, environ 5 à 7 minutes. Retirez de la poêle et égouttez; en laissant la graisse rendue dans la poêle.
3. Dans un saladier moyen, fouettez ensemble les œufs, le fromage Parmesan râpé, l'ail haché et le poivre noir fraîchement moulu jusqu'à ce que le mélange soit homogène.
4. Ajoutez les spaghetti cuits et égouttés dans la poêle avec la graisse rendue à feu doux. Remuez pour enrober les spaghetti de la graisse.
5. Retirez la poêle du feu. Versez rapidement le mélange d'œufs et de fromage sur les spaghetti tout en remuant continuellement. Si la sauce semble trop épaisse, ajoutez un peu de l'eau de cuisson des pâtes réservée jusqu'à ce qu'elle atteigne la consistance désirée.
6. Ajoutez la pancetta ou le bacon cuit dans la poêle avec les spaghetti et la sauce. Mélangez pour combiner.
7. Garnissez de fromage Parmesan râpé supplémentaire et de persil frais haché, si désiré. Servez immédiatement.

### AVANTAGE

Les spaghettis carbonara sont un plat de pâtes italien classique riche, crémeux et débordant de saveur. C'est un repas rapide et facile à préparer, ne nécessitant que quelques ingrédients simples.

# BONUS

# DESSERTS RICHES EN GLUCIDES

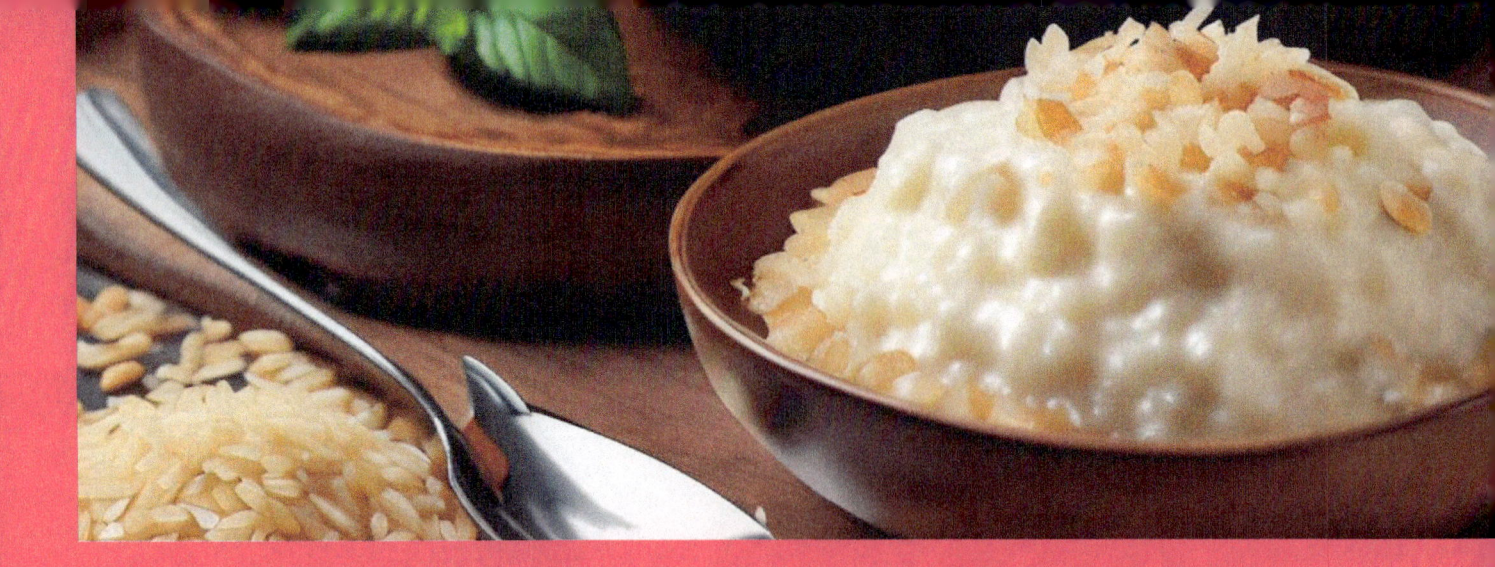

# Riz au lait

Temps de préparation: 5 minutes    Temps de cuisson: 25 minutes    Portions: 4

### INGRÉDIENTS

1. 1/2 tasse de riz blanc
2. 4 tasses de lait entier
3. 1/3 tasse de sucre granulé
4. 1 cuillère à café d'extrait de vanille
5. 1/4 cuillère à café de cannelle en poudre (facultatif)
6. Raisins secs ou fruits séchés (facultatif)
7. Noix de muscade râpée pour la garniture (facultatif)

### INSTRUCTIONS

1. Rincez le riz à l'eau froide jusqu'à ce que l'eau soit claire pour éliminer l'excès d'amidon.
2. Dans une casserole moyenne, mélangez le riz rincé et le lait entier. Portez à ébullition à feu moyen en remuant de temps en temps.
3. Réduisez le feu à doux et laissez mijoter doucement, en remuant fréquemment pour éviter que le riz ne colle, pendant environ 20 à 25 minutes, ou jusqu'à ce que le riz soit tendre et que le mélange ait épaissi selon la consistance désirée.
4. Incorporez le sucre, l'extrait de vanille et la cannelle en poudre, si vous en utilisez. Ajoutez des raisins secs ou des fruits séchés si désiré.
5. Retirez du feu et laissez le riz au lait refroidir légèrement.
6. Servez chaud ou froid, garni d'une pincée de noix de muscade râpée si désiré.

### AVANTAGE

Le riz au lait est un dessert réconfortant et polyvalent, riche en glucides, ce qui en fait une excellente source d'énergie. C'est également une bonne source de calcium et de protéines provenant du lait, ce qui contribue à soutenir la santé des os et la réparation musculaire.

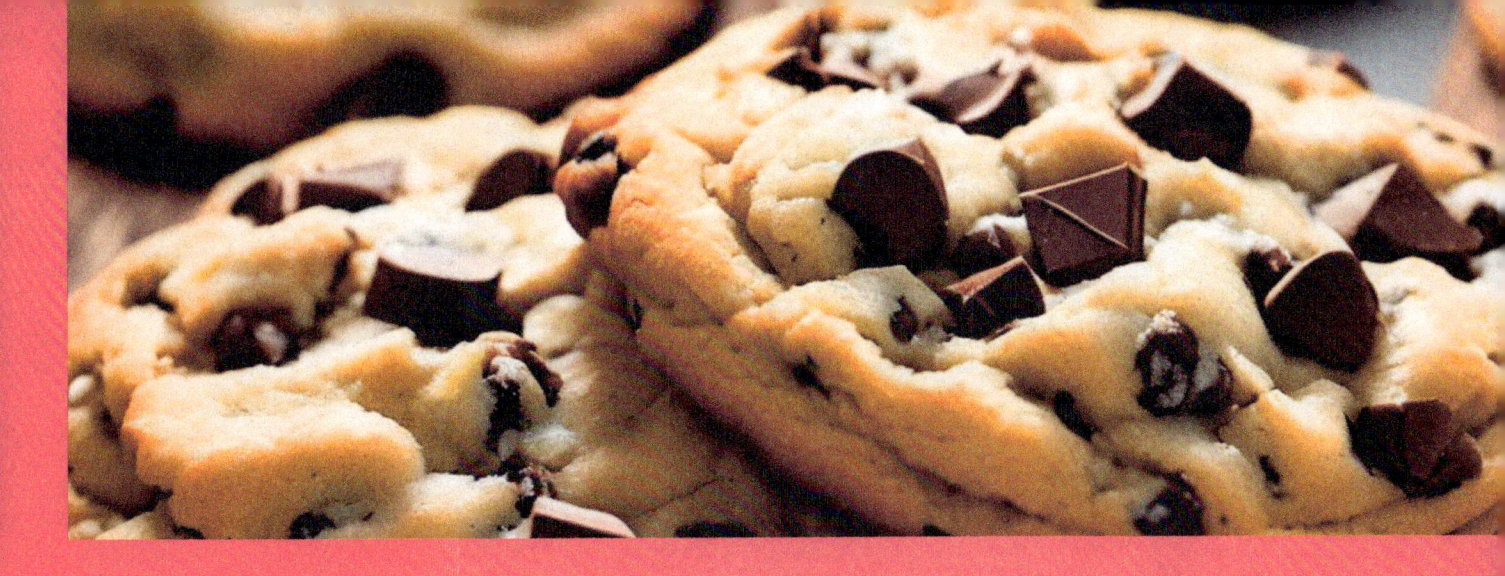

# Cookies aux pépites de chocolat

Temps de préparation: 15 minutes    Temps de cuisson: 10-12 minutes    Portions: Environ 24 cookies

## INGRÉDIENTS

1. 1 tasse (2 bâtonnets) de beurre non salé, ramolli
2. 3/4 tasse de sucre granulé
3. 3/4 tasse de cassonade légèrement tassée
4. 2 gros œufs
5. 1 cuillère à café d'extrait de vanille
6. 2 1/4 tasses de farine tout usage
7. 1 cuillère à café de bicarbonate de soude
8. 1/2 cuillère à café de sel
9. 2 tasses de pépites de chocolat mi-sucré

## INSTRUCTIONS

1. Préchauffez votre four à 375°F (190°C). Tapissez des plaques de cuisson avec du papier parchemin ou des tapis en silicone.
2. Dans un grand bol, mélangez le beurre ramolli, le sucre granulé et le sucre brun jusqu'à obtenir une texture lisse et crémeuse.
3. Incorporez les œufs, un par un, jusqu'à ce que le mélange soit bien homogène. Ajoutez l'extrait de vanille et mélangez.
4. Dans un autre bol, fouettez la farine, le bicarbonate de soude et le sel.
5. Incorporez progressivement les ingrédients secs aux ingrédients humides, en mélangeant juste assez pour les combiner.
6. Délicatement, incorporez les pépites de chocolat jusqu'à ce qu'elles soient uniformément réparties dans la pâte.
7. Déposez des cuillerées à soupe arrondies de pâte sur les plaques de cuisson préparées, en les espaçant d'environ 2 pouces.
8. Faites cuire au four préchauffé pendant 10 à 12 minutes, ou jusqu'à ce que les cookies soient dorés sur les bords.

## AVANTAGE

Les cookies aux pépites de chocolat sont une gourmandise classique appréciée par beaucoup. Les pépites de chocolat noir, surtout si elles sont utilisées dans la recette, contiennent des antioxydants qui peuvent offrir des bienfaits pour la santé tels qu'une meilleure santé cardiaque et une fonction cérébrale améliorée.

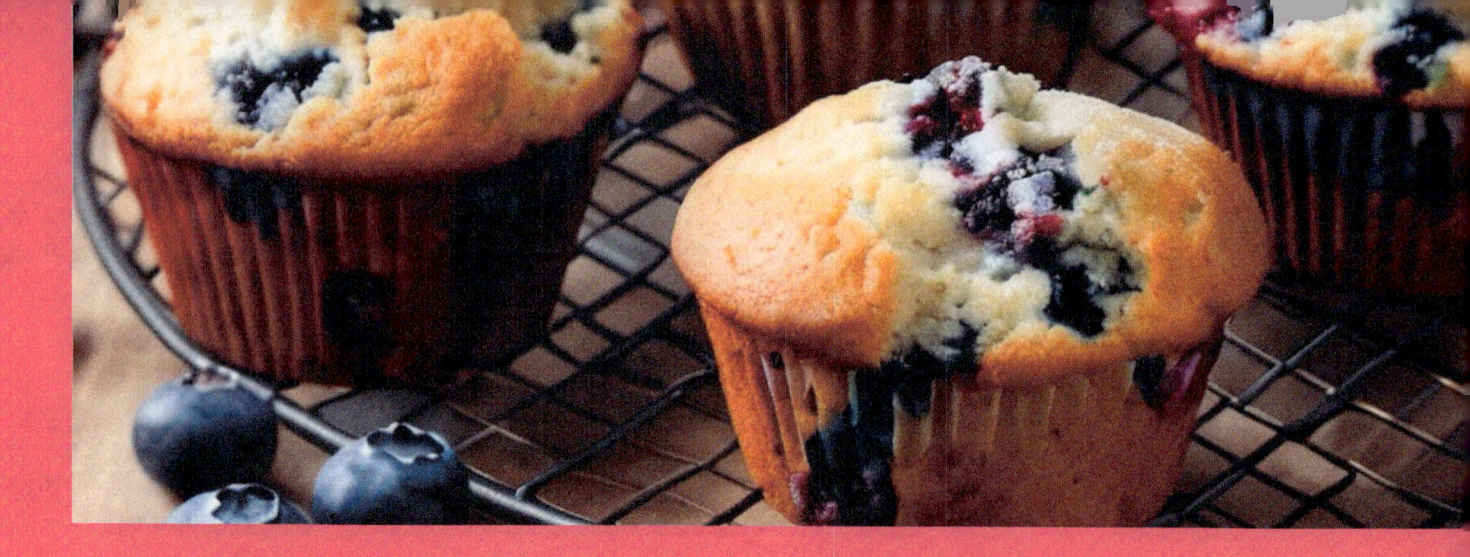

## Muffins aux myrtilles

Temps de préparation: 15 minutes    Temps de cuisson: 20-25 minutes    Portions: 12 muffins

### INGRÉDIENTS

1. 2 tasses de farine tout usage
2. 1/2 tasse de sucre granulé
3. 1 cuillère à soupe de levure chimique
4. 1/2 cuillère à café de sel
5. 1/2 tasse de beurre non salé, fondu et légèrement refroidi
6. 2 gros œufs
7. 1 tasse de lait
8. 1 cuillère à café d'extrait de vanille
9. 1 1/2 tasse de myrtilles fraîches ou surgelées

### INSTRUCTIONS

1. Préchauffez votre four à 375°F (190°C). Tapissez un moule à muffins avec des caissettes en papier ou graissez les cavités avec du beurre ou un spray antiadhésif.
2. Dans un grand bol, fouettez ensemble la farine, le sucre, la levure chimique et le sel jusqu'à ce que le mélange soit bien homogène.
3. Dans un autre bol, fouettez ensemble le beurre fondu, les œufs, le lait et l'extrait de vanille jusqu'à obtenir une texture lisse.
4. Versez les ingrédients liquides dans le bol des ingrédients secs. Remuez jusqu'à ce qu'ils soient juste combinés. Ne pas trop mélanger; la pâte doit être grumeleuse.
5. Incorporez délicatement les myrtilles à la pâte jusqu'à ce qu'elles soient réparties uniformément. Faites attention à ne pas trop mélanger, car cela pourrait écraser les myrtilles et colorer la pâte.
6. Répartissez la pâte dans les cavités du moule à muffins préparé, en remplissant chaque cavité aux deux tiers environ.
7. Faites cuire au four préchauffé pendant 20-25 minutes, ou jusqu'à ce que les muffins soient dorés et qu'un cure-dent inséré au centre en ressorte propre.
8. Laissez les muffins refroidir, puis servez.

### AVANTAGE

Les muffins aux myrtilles sont riches en antioxydants, en particulier en anthocyanines, qui aident à protéger les cellules contre les dommages et à réduire l'inflammation dans le corps.

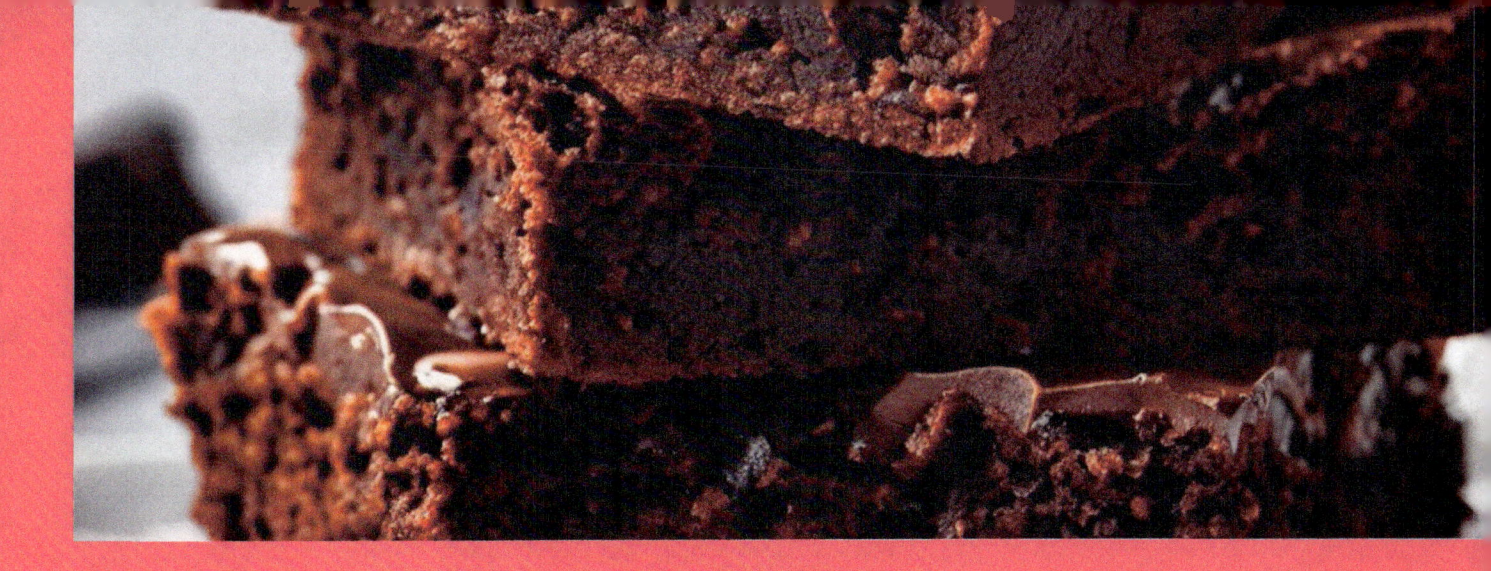

# Brownies

Temps de préparation: 15 minutes     Temps de cuisson: 25-30 minutes     Portions: 12

## INGRÉDIENTS

1. 1/2 tasse de beurre non salé
2. 1 tasse de sucre granulé
3. 2 gros œufs
4. 1 cuillère à café d'extrait de vanille
5. 1/3 tasse de cacao en poudre non sucré
6. 1/2 tasse de farine tout usage
7. 1/4 cuillère à café de sel
8. 1/4 cuillère à café de levure chimique

## INSTRUCTIONS

1. Préchauffez votre four à 350°F (175°C). Beurrez et farinez un moule carré de 8 pouces (20 cm).
2. Dans une casserole moyenne, faites fondre le beurre à feu doux. Retirez du feu et incorporez le sucre, les œufs et l'extrait de vanille jusqu'à obtenir une texture lisse.
3. Tamisez ensemble le cacao en poudre, la farine, le sel et la levure chimique. Ajoutez progressivement les ingrédients secs au mélange de beurre, en remuant jusqu'à ce que le tout soit juste combiné.
4. Versez la pâte dans le moule préparé en l'étalant uniformément.
5. Faites cuire au four préchauffé pendant 25-30 minutes, ou jusqu'à ce qu'un cure-dent inséré au centre en ressorte propre.
6. Retirez du four et laissez refroidir dans le moule avant de couper en carrés.

## AVANTAGE

Les brownies, en particulier ceux faits avec du cacao de haute qualité, offrent une gourmandise délicieuse qui fournit également des antioxydants tels que les flavonoïdes. Ces composés peuvent aider à protéger vos cellules contre les dommages. De plus, la quantité modérée de sucre dans les brownies peut augmenter les niveaux de sérotonine, améliorant potentiellement votre humeur.

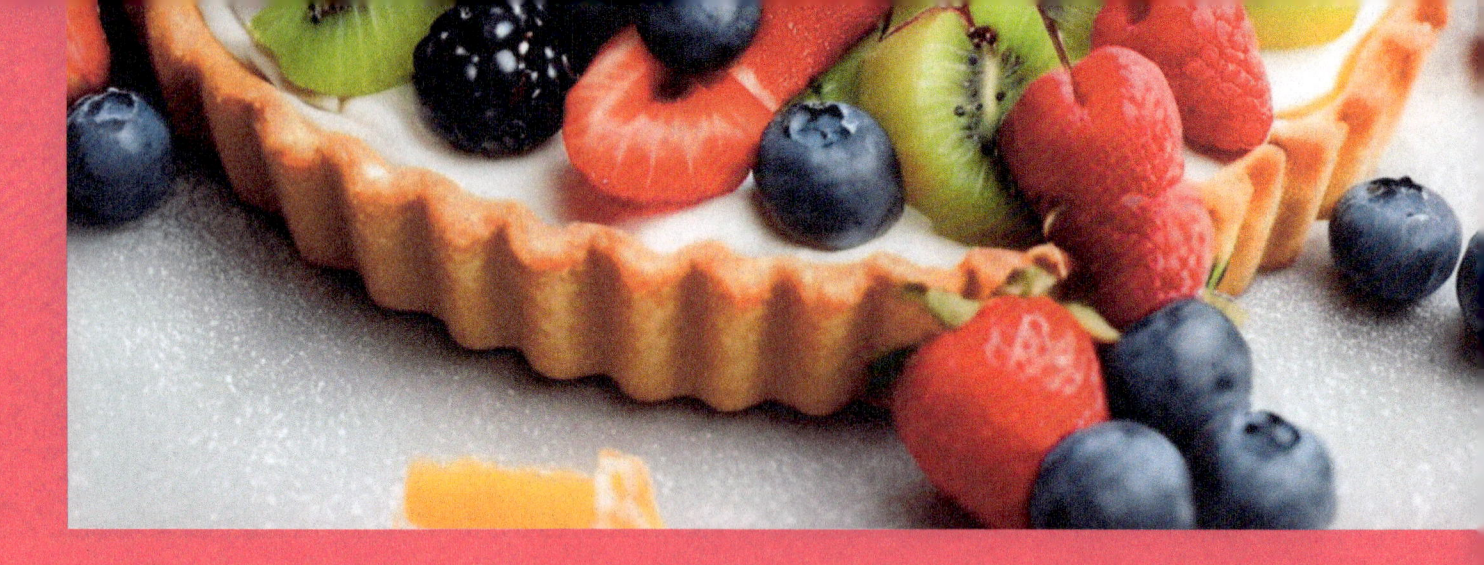

# Tarte aux fruits

Temps de préparation: 30 minutes   Temps de cuisson: 25 minutes (pour la croûte)
Temps de réfrigération: 1 heure   Portions: 8-10

## INGRÉDIENTS

Pour la Croûte:
1. 1 1/2 tasse de farine tout usage
2. 1/2 tasse de sucre glace
3. 1/4 cuillère à café de sel
4. 1/2 tasse de beurre non salé, froid et coupé en dés
5. 1 gros jaune d'œuf
6. 1 cuillère à soupe d'eau froide

Pour la Garniture:
1. 1 tasse de crème épaisse
2. 1/4 tasse de sucre glace
3. 1 cuillère à café d'extrait de vanille

Fruits Frais Assortis pour le Garnissage:
1. Fraises, myrtilles, framboises, kiwi, pêches, etc.

## INSTRUCTIONS

1. Mélangez la farine, le sucre glace et le sel dans un robot culinaire. Ajoutez le beurre froid et mixez jusqu'à obtenir des miettes grossières.
2. Mélangez le jaune d'œuf et l'eau froide ; ajoutez au robot jusqu'à ce que la pâte se forme.
3. Transférez la pâte sur une surface légèrement farinée et pétrissez brièvement jusqu'à ce qu'elle soit lisse.
4. Pressez la pâte dans un moule à tarte de 9 pouces et réfrigérez pendant 30 minutes.
5. Préchauffez le four à 375°F (190°C). Faites cuire la croûte pendant 20 à 25 minutes jusqu'à ce qu'elle soit dorée. Laissez refroidir complètement.
6. Battez la crème épaisse, le sucre glace et la vanille jusqu'à obtenir des pics fermes.
7. Étalez la crème fouettée sur la croûte refroidie.
8. Décorez avec les fruits frais assortis.
9. Réfrigérez pendant 1 heure avant de servir.

## AVANTAGE

Remplie de vitamines et d'antioxydants provenant des fruits frais, cette tarte soutient la santé globale tout en satisfaisant votre dent sucrée.

# Gâteau au chocolat

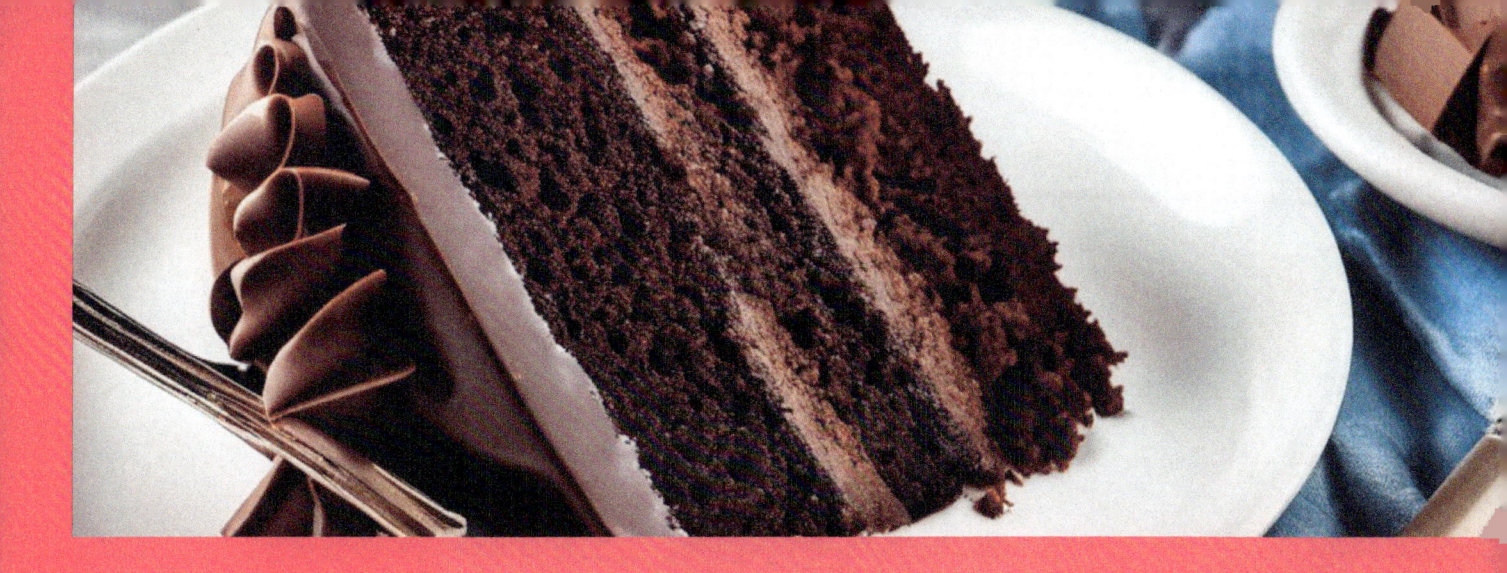

Temps de préparation: 20 minutes    Temps de cuisson: 30-35 minutes    Portions: 12

## INGRÉDIENTS

1. 1 3/4 tasses de farine tout usage
2. 2 tasses de sucre granulé
3. 3/4 tasse de cacao en poudre non sucré
4. 1 1/2 cuillères à café de levure chimique
5. 1 1/2 cuillères à café de bicarbonate de soude
6. 1 cuillère à café de sel
7. 2 gros œufs
8. 1 tasse de lait entier
9. 1/2 tasse d'huile végétale
10. 2 cuillères à café d'extrait de vanille
11. 1 tasse d'eau bouillante

## INSTRUCTIONS

1. Préchauffez votre four à 350°F (175°C). Graissez et farinez deux moules à gâteau ronds de 9 pouces.
2. Dans un grand bol, mélangez la farine, le sucre, le cacao, la levure chimique, le bicarbonate de soude et le sel.
3. Ajoutez les œufs, le lait, l'huile et la vanille au mélange de farine. Battez à vitesse moyenne pendant 2 minutes.
4. Incorporez l'eau bouillante (la pâte sera liquide).
5. Versez la pâte dans les moules préparés. Faites cuire au four pendant 30 à 35 minutes ou jusqu'à ce qu'un cure-dent inséré au centre en ressorte propre.
6. Laissez refroidir dans les moules pendant 10 minutes, puis retirez et laissez refroidir complètement sur des grilles.
7. Glacez avec votre glaçage au chocolat préféré. Servez et dégustez.

## AVANTAGE

Le gâteau au chocolat, lorsqu'il est apprécié avec modération, peut améliorer l'humeur et fournir des antioxydants issus du cacao. C'est une délicieuse gourmandise qui peut rehausser les occasions spéciales et apporter de la joie.

# PARTIE 3
# CONSEILS DE MODE DE VIE CYCLIQUE DES GLUCIDES

# CHAPITRE 13

## RESTER HYDRATÉ PENDANT LE CYCLISME DES GLUCIDES

Le cyclisme des glucides consiste à alterner entre des jours riches en glucides et des jours pauvres en glucides pour optimiser les niveaux d'énergie, le métabolisme et la perte de graisse. Bien que se concentrer sur l'apport en glucides soit essentiel pendant le cyclisme des glucides, l'hydratation joue un rôle crucial dans le soutien de la santé globale et des performances. Voici comment rester hydraté efficacement pendant le cyclisme des glucides:

**1. Boire Beaucoup d'Eau:** Indépendamment de votre programme de cyclisme des glucides, maintenir une hydratation adéquate est crucial. Visez à boire au moins 8 verres d'eau par jour et ajustez votre consommation en fonction du niveau d'activité, du climat et des besoins individuels.

**2. Équilibre Électrolytique:** Les électrolytes tels que le sodium, le potassium et le magnésium sont essentiels pour l'hydratation et la fonction musculaire. Pendant les jours pauvres en glucides, lorsque les réserves de glycogène sont épuisées, l'équilibre électrolytique devient encore plus crucial. Incluez des aliments riches en électrolytes comme les légumes feuillus, les noix, les graines et les avocats dans vos repas, ou envisagez d'utiliser des suppléments électrolytiques.

**3. Surveiller la Couleur de l'Urine:** Une façon d'évaluer l'état d'hydratation est de surveiller la couleur de votre urine. Une urine jaune pâle indique une hydratation adéquate, tandis qu'une urine plus foncée peut signaler une déshydratation. Visez une couleur de paille claire pour garantir une hydratation adéquate.

**4. Incorporer des Aliments Hydratants:** Incluez dans vos repas des aliments hydratants riches en eau, tels que les concombres, les tomates, la pastèque, les oranges et les baies. Ces aliments contribuent non seulement à l'hydratation, mais fournissent également des vitamines, des minéraux et des antioxydants essentiels.

**5. Hydratation Avant et Après l'Entraînement:** Hydratez-vous avant, pendant et après les séances d'entraînement pour soutenir les performances et la récupération. Buvez de l'eau ou une boisson énergétique faible en calories avant l'exercice, et reconstituez les fluides perdus par la transpiration par la suite. Envisagez de siroter un shake protéiné avec des électrolytes ajoutés pour l'hydratation après l'entraînement et la récupération musculaire.

**6. Limiter les Boissons Déshydratantes:** Réduisez la consommation de boissons déshydratantes telles que l'alcool, les boissons caféinées et les sodas sucrés, surtout les jours pauvres en glucides. Ces boissons peuvent augmenter la production d'urine et contribuer à la déshydratation en cas de consommation excessive.

**7. Écouter son Corps:** Soyez attentif aux signaux de soif et écoutez les signaux de votre corps pour l'hydratation. La soif est un mécanisme naturel qui indique le besoin d'apport en liquide. Buvez de l'eau régulièrement tout au long de la journée, même si vous n'avez pas soif, pour prévenir la déshydratation.

**8. Timing de l'Hydratation:** Répartissez la prise d'eau de manière uniforme tout au long de la journée pour maintenir des niveaux d'hydratation constants. Évitez d'attendre d'avoir soif pour boire de l'eau, car la soif est un indicateur tardif de la déshydratation. Buvez de l'eau régulièrement tout au long de la journée pour rester hydraté.

En priorisant l'hydratation aux côtés de l'apport en glucides, vous pouvez soutenir la santé globale, optimiser les performances et améliorer l'efficacité de votre régime de cyclisme des glucides. N'oubliez pas d'écouter les signaux de votre corps, d'ajuster votre consommation de liquides en fonction des besoins individuels et de rester cohérent avec les pratiques d'hydratation pour bénéficier des avantages du cyclisme des glucides tout en restant correctement hydraté.

# CHAPITRE 14

## L'IMPORTANCE DE L'EXERCICE POUR LE SUCCÈS DE LA PERTE DE POIDS AVEC LE CYCLISME DES GLUCIDES

Le cyclisme des glucides, une approche stratégique de la variation de votre apport en glucides tout au long de la semaine, peut être un outil puissant pour la perte de poids. Alors que la nutrition joue un rôle important dans l'atteinte des objectifs de perte de poids avec le cyclisme des glucides, l'incorporation d'exercices réguliers est tout aussi essentielle pour maximiser les résultats. Voici pourquoi l'exercice est crucial pour le succès de la perte de poids lors du suivi d'un régime de cyclisme des glucides:

**1. Augmente la Combustion des Calories:** L'exercice crée un déficit calorique, essentiel pour la perte de poids. Combiner l'exercice avec le cyclisme des glucides peut augmenter davantage cet effet. Les jours riches en glucides fournissent de l'énergie pour les entraînements, vous permettant de brûler plus de calories pendant l'exercice, tandis que les jours pauvres en glucides encouragent le corps à puiser dans les graisses stockées pour le carburant.

**2. Favorise l'Utilisation des Graisses:** Pendant les jours pauvres en glucides du cyclisme des glucides, le corps s'appuie davantage sur les graisses stockées pour l'énergie en l'absence de glucides facilement disponibles. Pratiquer l'exercice aérobique, notamment à jeun ou après avoir consommé un repas pauvre en glucides, favorise davantage l'utilisation des graisses comme carburant, facilitant la perte de poids et la flexibilité métabolique.

**3. Préserve la Masse Musculaire Maigre:** Les exercices de musculation, tels que la musculation ou les exercices au poids corporel, aident à préserver la masse musculaire maigre tout en favorisant la perte de graisse. Cela est particulièrement important pendant les jours pauvres en glucides lorsque les réserves de glycogène sont épuisées, car le maintien de la masse musculaire soutient le taux métabolique et la composition corporelle globale.

**4. Améliore la Sensibilité à l'Insuline:** L'exercice régulier améliore la capacité de votre corps à utiliser l'insuline, une hormone qui régule les niveaux de sucre dans le sang. Le cyclisme des glucides, lorsqu'il est associé à l'exercice, peut contribuer à une meilleure sensibilité à l'insuline, entraînant une meilleure régulation de la glycémie et aidant potentiellement à la combustion des graisses.

**5. Stimule le Taux Métabolique:** L'exercice augmente le taux métabolique à la fois pendant et après l'activité physique, ce qui entraîne une plus grande dépense énergétique tout au long de la journée. Ce taux métabolique élevé, connu sous le nom d'effet post-combustion ou de consommation d'oxygène post-exercice en excès (EPOC), contribue à la perte de poids en brûlant des calories supplémentaires même au repos, soutenant ainsi les objectifs du cyclisme des glucides.

**6. Améliore la Santé Globale:** Au-delà de la perte de poids, l'exercice régulier offre de nombreux avantages pour la santé, notamment une meilleure santé cardiovasculaire, une humeur améliorée et un bien-être mental, une réduction du stress et une meilleure qualité de sommeil. Incorporer l'exercice dans un régime de cyclisme des glucides favorise la santé et le bien-être holistiques, assurant ainsi le succès et la durabilité à long terme.

**7. Augmente l'Adhérence et la Conformité:** Intégrer l'exercice dans une routine de cyclisme des glucides peut augmenter l'adhésion au programme en fournissant une structure, une variété et une motivation. Participer à des activités physiques agréables qui correspondent aux préférences et aux objectifs personnels rend le voyage du cyclisme des glucides plus durable et plus agréable, conduisant à un plus grand succès de perte de poids au fil du temps.

En résumé, l'exercice ne se limite pas à brûler des calories pendant l'entraînement. Il crée un effet métastatique métabolique qui se poursuit après l'arrêt de l'exercice. En combinant les principes du cyclisme des glucides avec un exercice régulier, les individus peuvent optimiser la perte de graisse, améliorer la composition corporelle et atteindre leurs objectifs de perte de poids de manière efficace et durable.

# CHAPITRE 15

## IDÉES DE COLLATIONS SAINES ET LEURS RECETTES POUR CHAQUE NIVEAU DE GLUCIDES

Choisir des collations saines qui correspondent à chaque niveau de glucides est essentiel pour soutenir vos objectifs nutritionnels et maintenir une cohérence tout au long de votre régime de cyclisme des glucides. En incorporant ces idées de collations saines dans votre régime de cyclisme des glucides, vous pouvez nourrir votre corps avec des aliments nutritifs qui soutiennent vos objectifs et vous gardent rassasié tout au long de la journée. Ajustez les portions et les choix de collations en fonction des préférences individuelles, des restrictions alimentaires et des protocoles spécifiques de cyclisme des glucides pour optimiser les résultats et favoriser le succès à long terme. Voici quelques conseils généraux à garder à l'esprit :

**Contrôle des Portions:** Soyez attentif aux portions pour éviter une surconsommation de calories et de glucides, surtout les jours pauvres en glucides.

**Hydratation:** Restez hydraté en buvant beaucoup d'eau tout au long de la journée, car la déshydratation peut parfois être confondue avec la faim.

**Nutriments Équilibrés:** Optez pour des collations qui fournissent un équilibre de glucides, de protéines et de graisses saines pour soutenir les niveaux d'énergie, la récupération musculaire et le bien-être général.

**Aliments Frais et Entiers:** Choisissez des collations faites à partir d'ingrédients frais, entiers et peu transformés chaque fois que possible pour maximiser la valeur nutritionnelle et minimiser les sucres ajoutés et les graisses peu saines.

Voici quelques idées de collations nutritives avec leurs recettes adaptées à chaque niveau de glucides :

# IDÉES DE COLLATIONS FAIBLES EN GLUCIDES

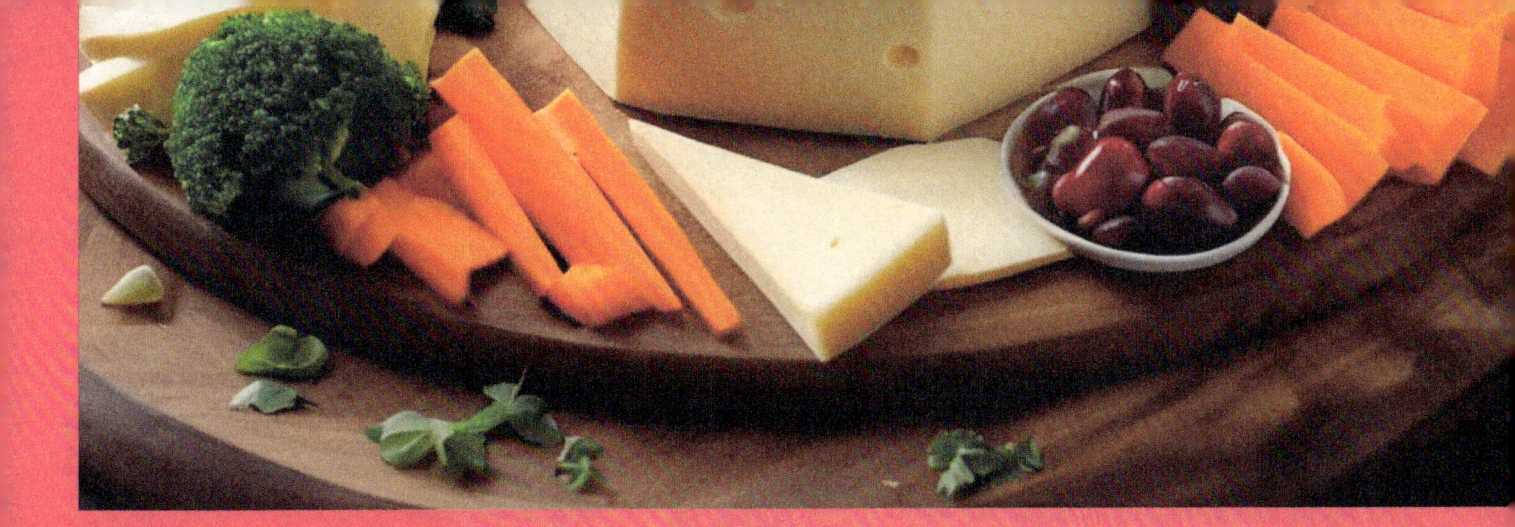

## Plateau de fromages et de légumes

Temps de préparation: 15 minutes Temps de cuisson: Aucun Portions: 4

### INGRÉDIENTS

1. 1 tasse de tomates cerises
2. 1 tasse de carottes miniatures
3. 1 tasse de tranches de concombre
4. 1 tasse de lanières de poivron (couleurs assorties)
5. 1 tasse de bâtonnets de céleri
6. 1 tasse de fleurettes de brocoli
7. 1 tasse de fleurettes de chou-fleur
8. 1/2 tasse d'olives vertes
9. 8 oz de fromages assortis (cheddar, gouda, mozzarella, etc.), coupés en cubes ou tranchés
10. 1/4 tasse de noix (amandes, noix de Grenoble ou noix de pécan)
11. Optionnel: houmous ou trempette au choix

### INSTRUCTIONS

1. Lavez et préparez tous les légumes : coupez les tomates cerises en deux, tranchez les concombres, coupez les poivrons en lanières et coupez les brocolis et le chou-fleur en fleurettes de taille bouchée.
2. Disposez les légumes préparés, les olives et les noix sur un grand plateau de service.
3. Ajoutez les fromages coupés en cubes ou tranchés sur le plateau.
4. En option, placez de petits bols de houmous ou de votre trempette préférée sur le plateau.
5. Servez immédiatement ou couvrez et réfrigérez jusqu'au moment de servir.

### AVANTAGE

Un plateau de fromages et de légumes est une entrée ou une collation nutritive et polyvalente. Il fournit une variété de vitamines, de minéraux et de fibres provenant des légumes frais, ainsi que des protéines et du calcium provenant du fromage.

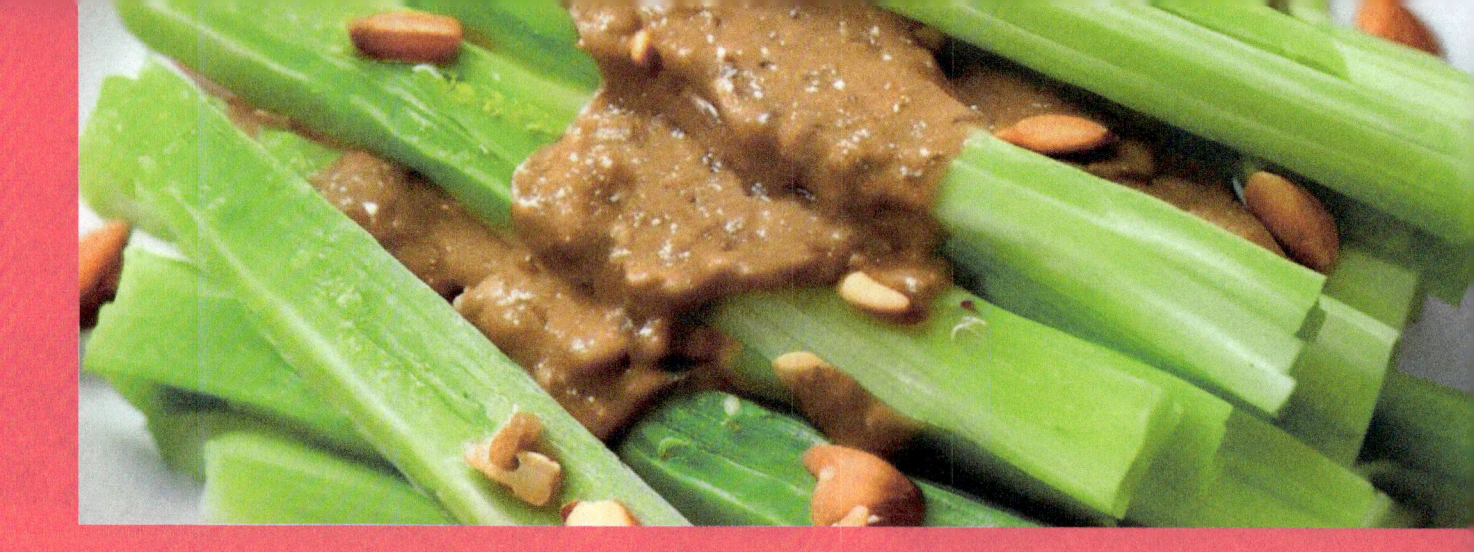

## Bâtonnets de céleri au beurre d'amande

Temps de préparation: 10 minutes   Temps de cuisson: Aucun   Portions: 4

### INGRÉDIENTS

1. 4 branches de céleri, lavées et parées
2. 1/2 tasse de beurre d'amande
3. 2 cuillères à soupe de miel (en option)
4. 2 cuillères à soupe de raisins secs ou de canneberges séchées (en option)
5. 2 cuillères à soupe de noix hachées (telles que des amandes, des noix ou des noix de pécan) (en option)

### INSTRUCTIONS

1. Coupez les branches de céleri en longueurs gérables, d'environ 4 à 5 pouces de long.
2. Étalez uniformément le beurre d'amande sur chaque bâtonnet de céleri.
3. En option, versez un filet de miel sur le beurre d'amande.
4. Saupoudrez de raisins secs ou de canneberges séchées pour plus de douceur et de texture.
5. Garnissez de noix hachées, si désiré.
6. Servez immédiatement et dégustez vos bâtonnets de céleri au beurre d'amande.

### AVANTAGE

Les bâtonnets de céleri au beurre d'amande sont une option de collation riche en nutriments et satisfaisante. Le céleri est faible en calories et riche en fibres, fournissant une base croquante pour le beurre d'amande crémeux. Le beurre d'amande ajoute des graisses saines, des protéines et des vitamines et minéraux essentiels, tels que la vitamine E et le magnésium.

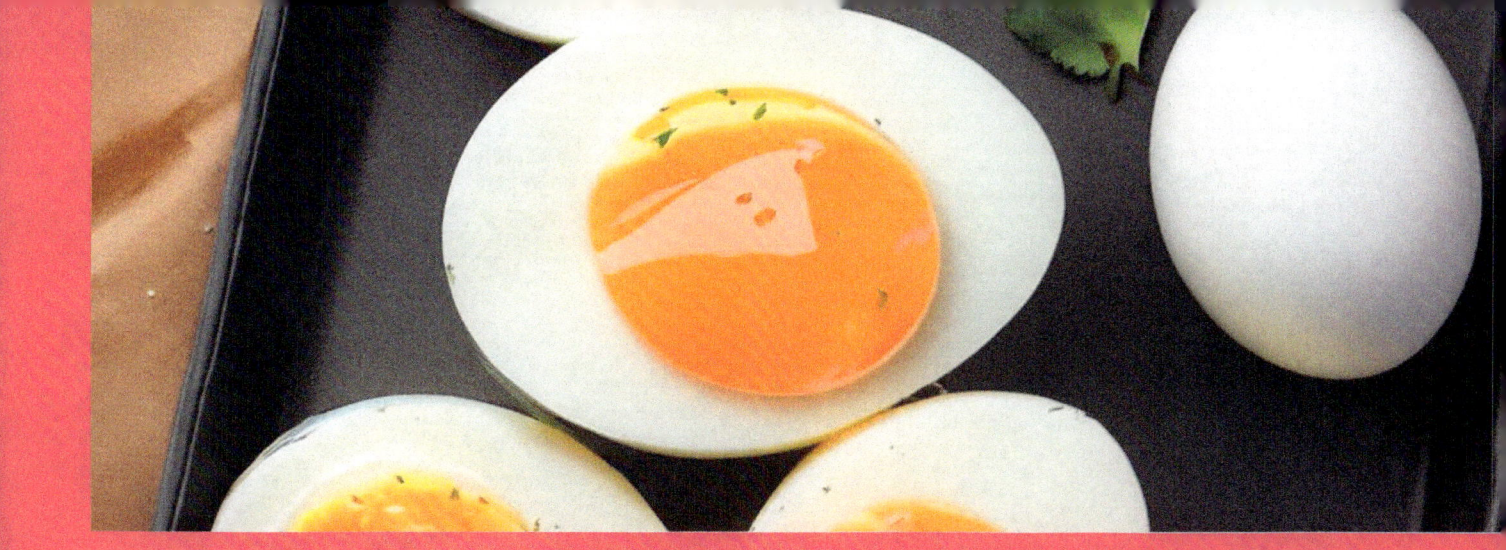

## Œufs durs

Temps de préparation: 1 minute    Temps de cuisson: 10-12 minutes    Portions: Variable

### INGRÉDIENTS

1. Œufs (autant que désiré)

### INSTRUCTIONS

1. Placer les œufs en une seule couche au fond d'une casserole.
2. Recouvrir les œufs d'eau froide, en veillant à ce qu'ils soient submergés d'environ un pouce.
3. Placer la casserole sur la cuisinière à feu moyen-élevé et porter l'eau à ébullition.
4. Une fois que l'eau atteint un bouillonnement, retirer la casserole du feu et la couvrir avec un couvercle.
5. Laisser les œufs dans l'eau chaude pendant 10 à 12 minutes pour obtenir des œufs durs.
6. Après le temps nécessaire, transférer délicatement les œufs dans un bol d'eau glacée pour arrêter le processus de cuisson.
7. Laisser refroidir les œufs dans l'eau glacée pendant quelques minutes.
8. Une fois refroidis, écaler les œufs et les déguster immédiatement ou les conserver au réfrigérateur pour une utilisation ultérieure.

### AVANTAGE

Les œufs durs sont une option de collation pratique et riche en éléments nutritifs. Ils sont riches en protéines de haute qualité, en vitamines et en minéraux, notamment la vitamine D, la vitamine B12 et le sélénium.

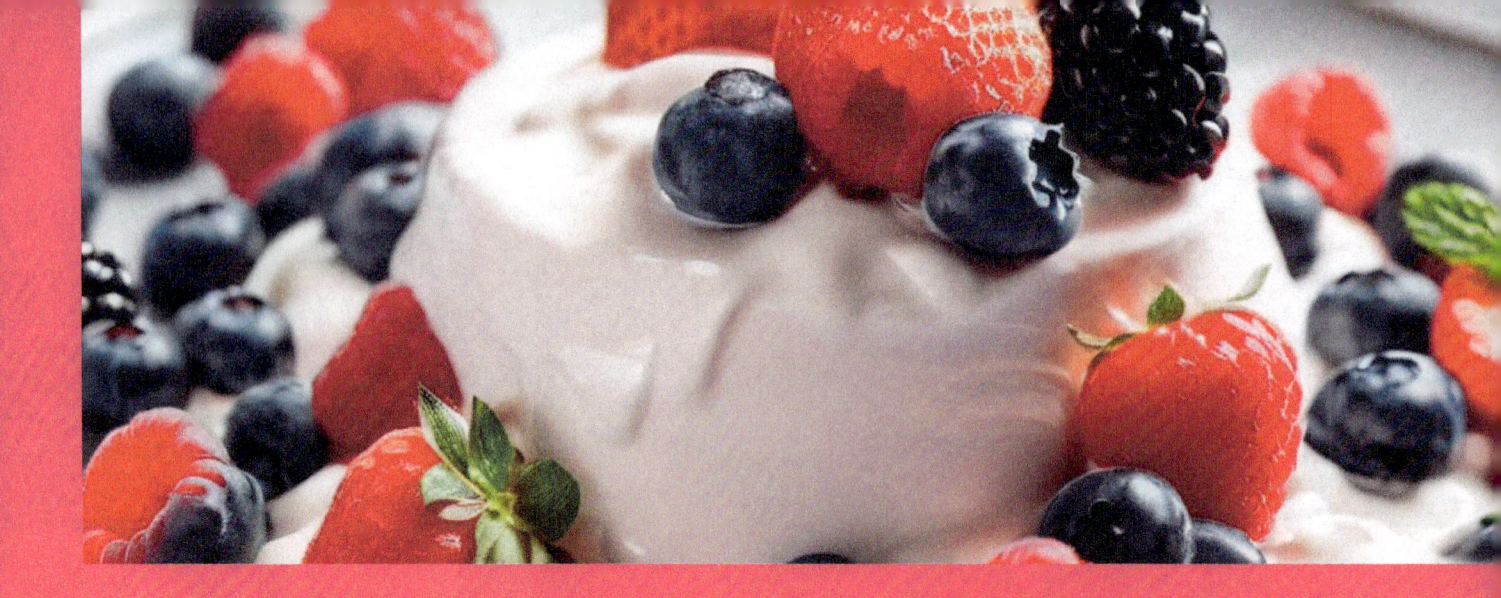

## Yaourt grec aux baies

Temps de préparation: 2 minutes     Temps de cuisson: Aucun     Portions: 1

### INGRÉDIENTS

1. 1/2 tasse de yaourt grec
2. 1/4 tasse de baies mélangées (telles que des fraises, des myrtilles, des framboises ou des mûres)
3. 1 cuillère à soupe de miel (en option)
4. 1 cuillère à soupe de noix hachées (telles que des amandes, des noix ou des noix de pécan) (en option)

### INSTRUCTIONS

1. À l'aide d'une cuillère, déposez du yaourt grec dans un bol ou un verre de service.
2. Lavez les baies mélangées et séchez-les délicatement avec un essuie-tout.
3. Disposez les baies sur le yaourt grec.
4. En option, versez un filet de miel sur le yaourt et les baies pour plus de douceur.
5. Saupoudrez de noix hachées sur le dessus pour plus de croquant et de saveur.
6. Servez immédiatement et dégustez votre yaourt grec aux baies.

### AVANTAGE

Le yaourt grec aux baies est une option de petit-déjeuner ou de collation riche en protéines et riche en antioxydants. Le yaourt grec est riche en protéines, ce qui aide à vous rassasier, tandis que les baies sont chargées de vitamines, de minéraux et d'antioxydants qui soutiennent la santé et le bien-être général.

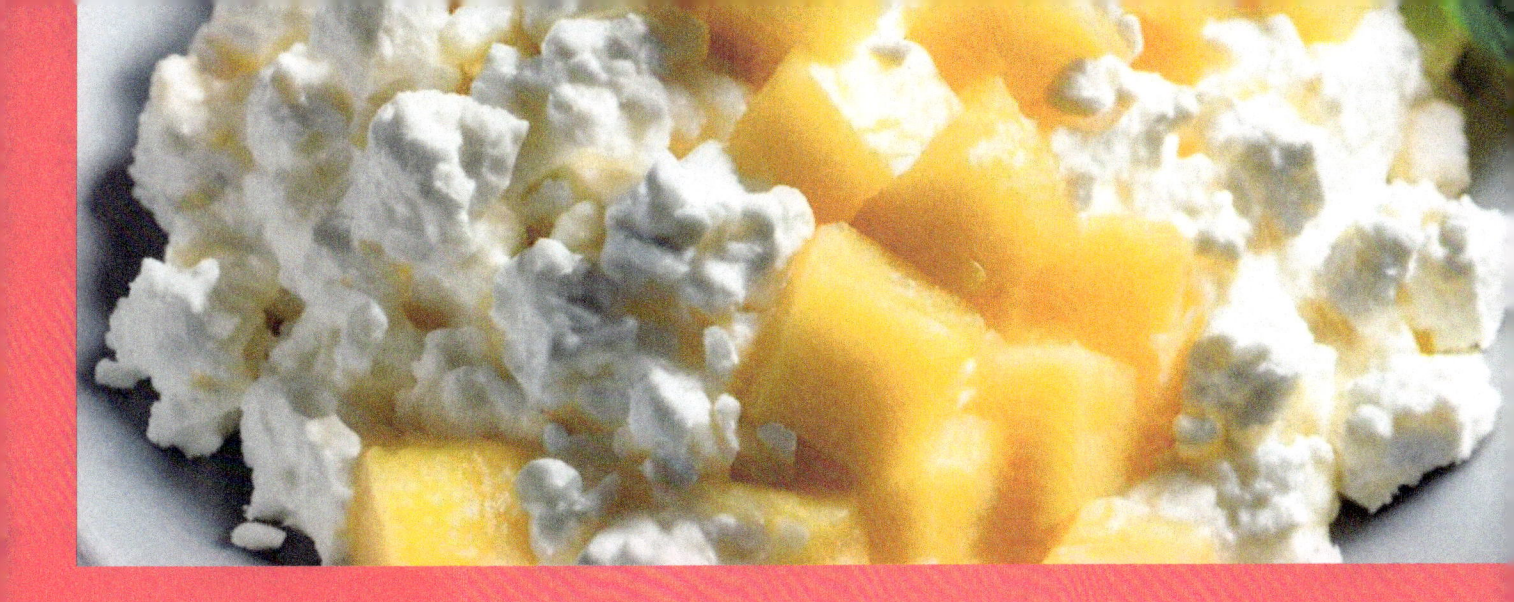

## Fromage cottage avec ananas

Temps de préparation: 2 minutes    Temps de cuisson: Aucun    Portions: 1

### INGRÉDIENTS

1. 1/2 tasse de fromage cottage
2. 1/2 tasse de morceaux d'ananas frais
3. 1 cuillère à soupe de miel (en option)
4. 1 cuillère à soupe de noix de coco râpée (en option)

### INSTRUCTIONS

1. À l'aide d'une cuillère, déposez du fromage cottage dans un bol ou un verre de service.
2. Ajoutez des morceaux d'ananas frais sur le fromage cottage.
3. En option, versez un filet de miel sur le fromage cottage et l'ananas pour plus de douceur.
4. Saupoudrez de noix de coco râpée sur le dessus pour plus de saveur et de texture.
5. Servez immédiatement et dégustez votre fromage cottage avec de l'ananas.

### AVANTAGE

Le fromage cottage avec de l'ananas est une option de collation riche en protéines et en vitamines. Le fromage cottage est une bonne source de protéines, fournissant des acides aminés essentiels pour la réparation et la croissance musculaires. L'ananas frais est riche en vitamine C, en manganèse et en bromélaïne, une enzyme aux propriétés anti-inflammatoires.

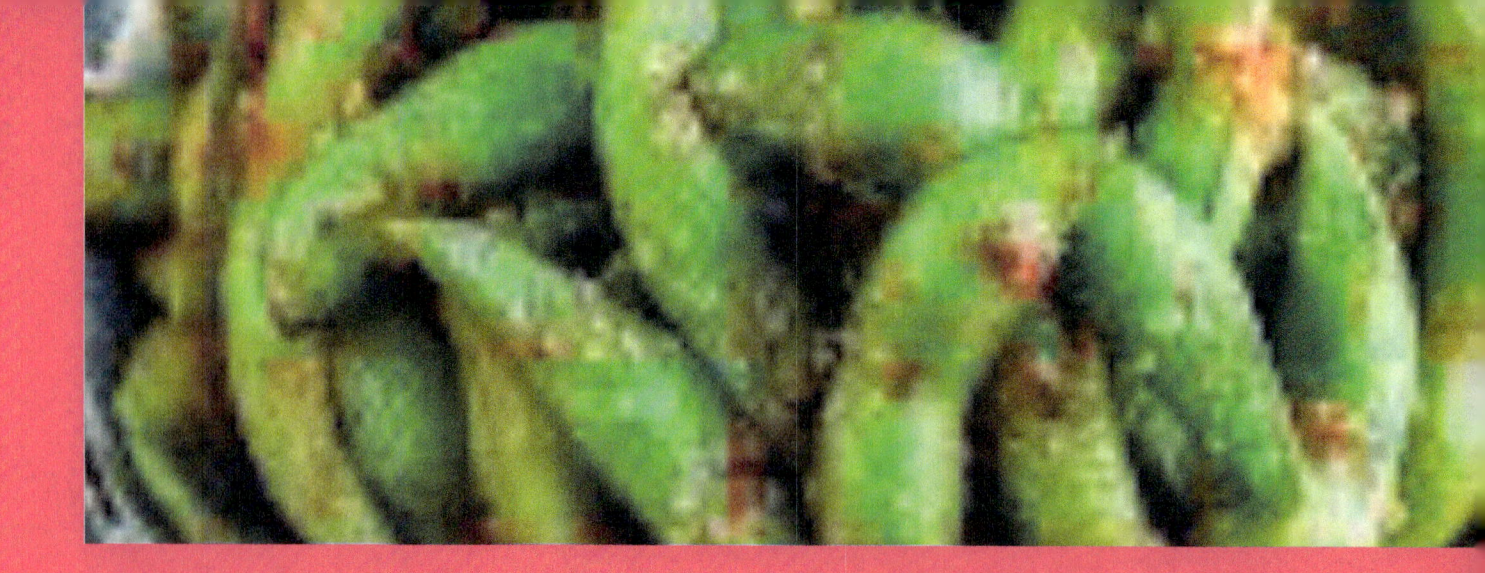

# Edamame

Temps de préparation: 5 minutes  Temps de cuisson: 10 minutes  Portions: 4

## INGRÉDIENTS

1. 1 livre d'edamame en gousses surgelées
2. 4 tasses d'eau
3. 2 cuillères à soupe de sel de mer
4. 1 cuillère à café de poudre d'ail (facultatif)
5. 1 cuillère à café de flocons de piment (facultatif)

## INSTRUCTIONS

1. Dans une grande casserole, portez 4 tasses d'eau à ébullition.
2. Une fois l'eau bouillante, ajoutez 1 cuillère à soupe de sel de mer.
3. Ajoutez les gousses d'edamame surgelées dans l'eau bouillante. Faites cuire pendant 5 minutes, ou jusqu'à ce que les edamame soient tendres et se détachent facilement de leurs gousses.
4. Égouttez les edamame dans une passoire.
5. Tant qu'ils sont encore chauds, saupoudrez les edamame avec le reste de la cuillère à soupe de sel de mer, la poudre d'ail et les flocons de piment, si vous en utilisez. Mélangez pour bien enrober.
6. Servez chaud ou à température ambiante, avec un bol vide à côté pour les gousses jetées.

## AVANTAGE

L'edamame est une collation riche en nutriments, contenant beaucoup de protéines, de fibres et de vitamines et minéraux essentiels. Il est particulièrement riche en protéines végétales, ce qui en fait une excellente option pour les végétariens et pour ceux qui cherchent à augmenter leur apport en protéines sans consommer de produits animaux.

# IDÉES DE COLLATIONS À TENEUR MOYENNE EN GLUCIDES

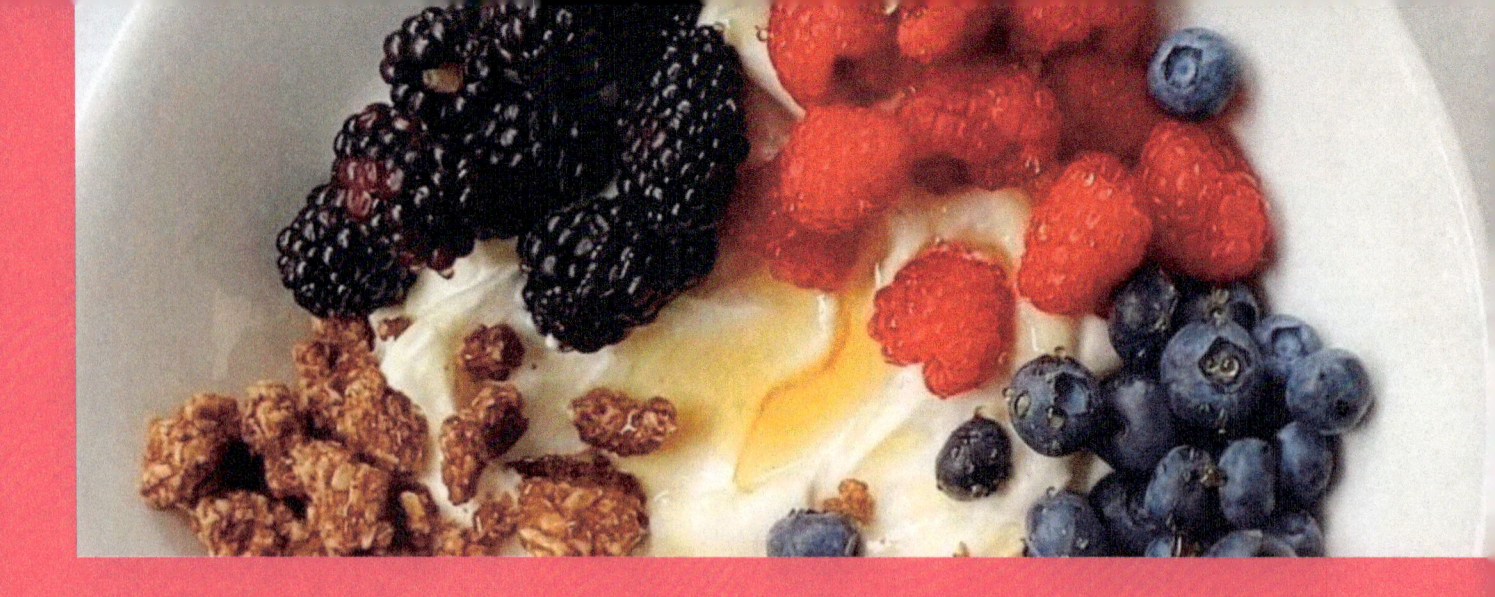

## Yaourt grec avec granola

Temps de préparation: 5 minutes     Temps de cuisson: Aucun     Portions: 1

### INGRÉDIENTS

1. 1/2 tasse de yaourt grec (nature ou aromatisé)
2. 1/4 tasse de granola
3. Des baies fraîches ou des fruits tranchés, pour garnir (en option)
4. Du miel ou du sirop d'érable, pour arroser (en option)

### INSTRUCTIONS

1. À l'aide d'une cuillère, déposez du yaourt grec dans un bol de service.
2. Saupoudrez le granola uniformément sur le yaourt.
3. Garnissez de baies fraîches ou de fruits tranchés, si désiré.
4. Arrosez de miel ou de sirop d'érable pour plus de douceur, si désiré.
5. Servez immédiatement et dégustez.

### AVANTAGE

Le yaourt grec est riche en protéines, en calcium et en probiotiques, qui soutiennent la santé digestive et favorisent la satiété. Le granola ajoute des fibres, des graisses saines et des glucides pour une énergie soutenue. Garnir de baies fraîches ou de fruits tranchés ajoute des vitamines, des minéraux et des antioxydants.

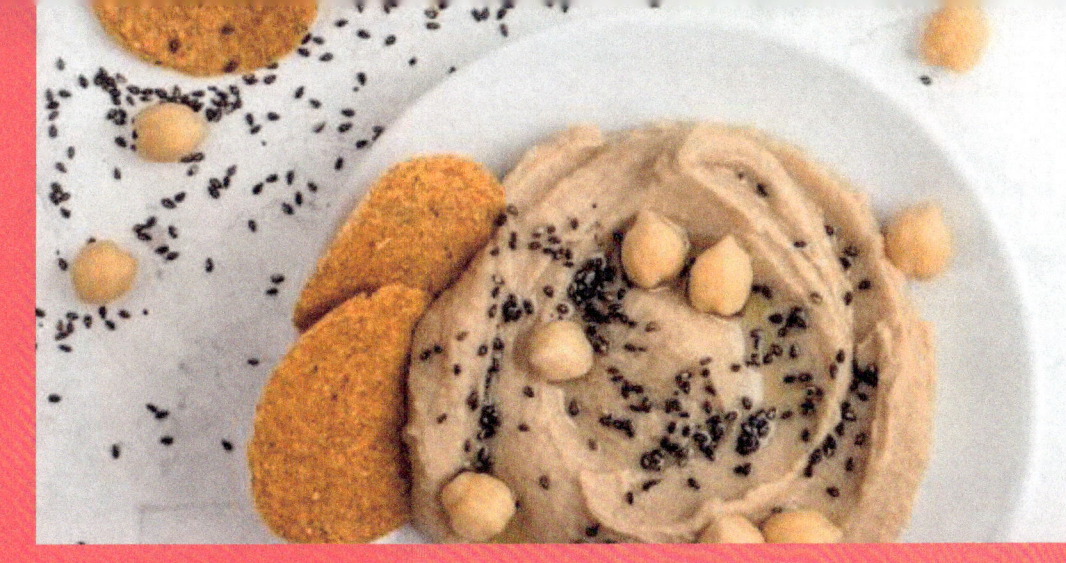

## Houmous avec biscuits à grains entiers

Temps de préparation: 5 minutes     Temps de cuisson: Aucun     Portions: 2

### INGRÉDIENTS

1. 1/2 tasse de houmous (acheté en magasin ou fait maison)
2. Biscuits à grains entiers
3. Bâtonnets de carotte, tranches de concombre ou lamelles de poivron, pour tremper (en option)

### INSTRUCTIONS

1. Transvasez le houmous dans un petit bol de service.
2. Disposez les biscuits à grains entiers sur une assiette de service à côté du bol de houmous.
3. En option, servez avec des bâtonnets de carotte, des tranches de concombre ou des lamelles de poivron pour tremper.
4. Dégustez le houmous avec des biscuits à grains entiers comme collation savoureuse et satisfaisante.

### AVANTAGE

Le houmous avec des biscuits à grains entiers est une collation équilibrée qui fournit des protéines et des fibres pour une énergie soutenue et une satiété. Le houmous, fabriqué à partir de pois chiches, est riche en protéines et en fibres d'origine végétale, qui favorisent la sensation de satiété et soutiennent la santé digestive. Les biscuits à grains entiers sont riches en glucides complexes et en fibres, fournissant une libération lente d'énergie et aidant à la digestion.

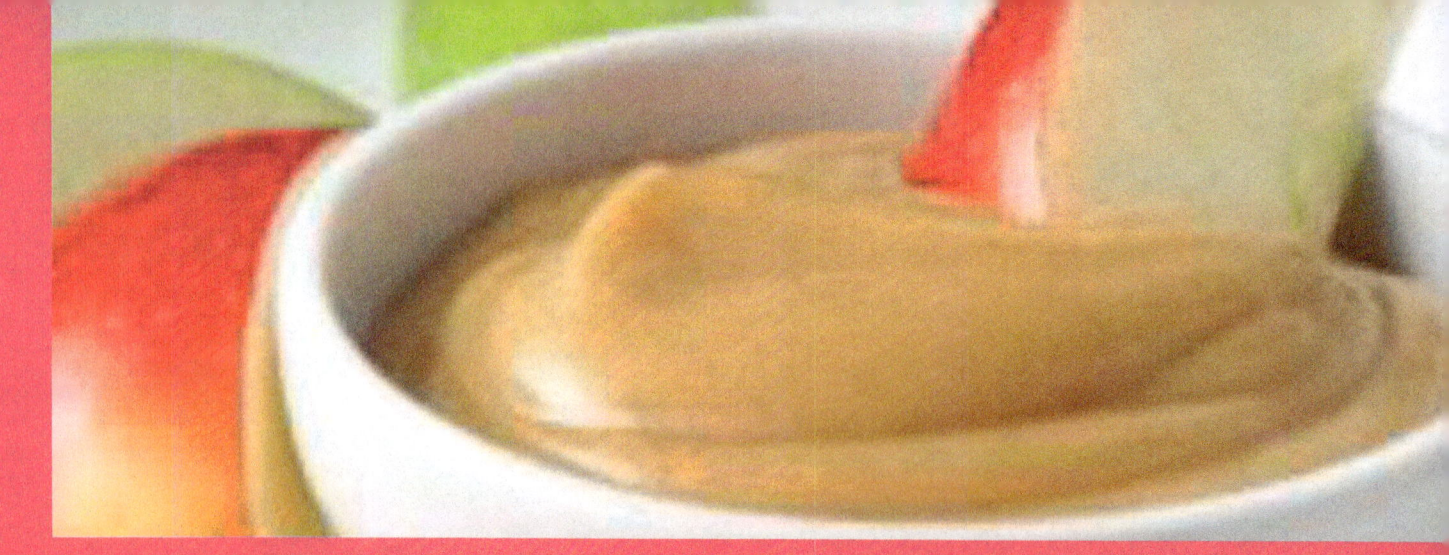

## Tranches de pomme avec beurre de cacahuète

Temps de préparation: 5 minutes    Temps de cuisson: Aucun    Portions: 2

### INGRÉDIENTS

1. 1 grosse pomme (comme Fuji, Gala ou Honeycrisp), évidée et tranchée
2. 2 cuillères à soupe de beurre de cacahuète (ou beurre d'amande pour une variation)
3. Garnitures facultatives : cannelle, miel, granola, pépites de chocolat, raisins secs, noix de coco râpée

### INSTRUCTIONS

1. Évidez la pomme et tranchez-la en fines quartiers ou en rondelles.
2. Étalez uniformément le beurre de cacahuète sur chaque tranche de pomme.
3. En option, saupoudrez les garnitures telles que la cannelle, le miel, le granola, les pépites de chocolat, les raisins secs ou la noix de coco râpée sur le beurre de cacahuète.
4. Disposez les tranches de pomme sur une assiette de service.
5. Servez immédiatement.

**AVANTAGE**

Les tranches de pomme avec du beurre de cacahuète sont une collation nutritive et satisfaisante qui offre une combinaison de douceur naturelle, de fibres, de protéines et de graisses saines. Les pommes sont riches en vitamines, minéraux et antioxydants, tandis que le beurre de cacahuète ajoute des protéines, des graisses saines et une texture crémeuse.

## Mélange de fruits secs et de noix

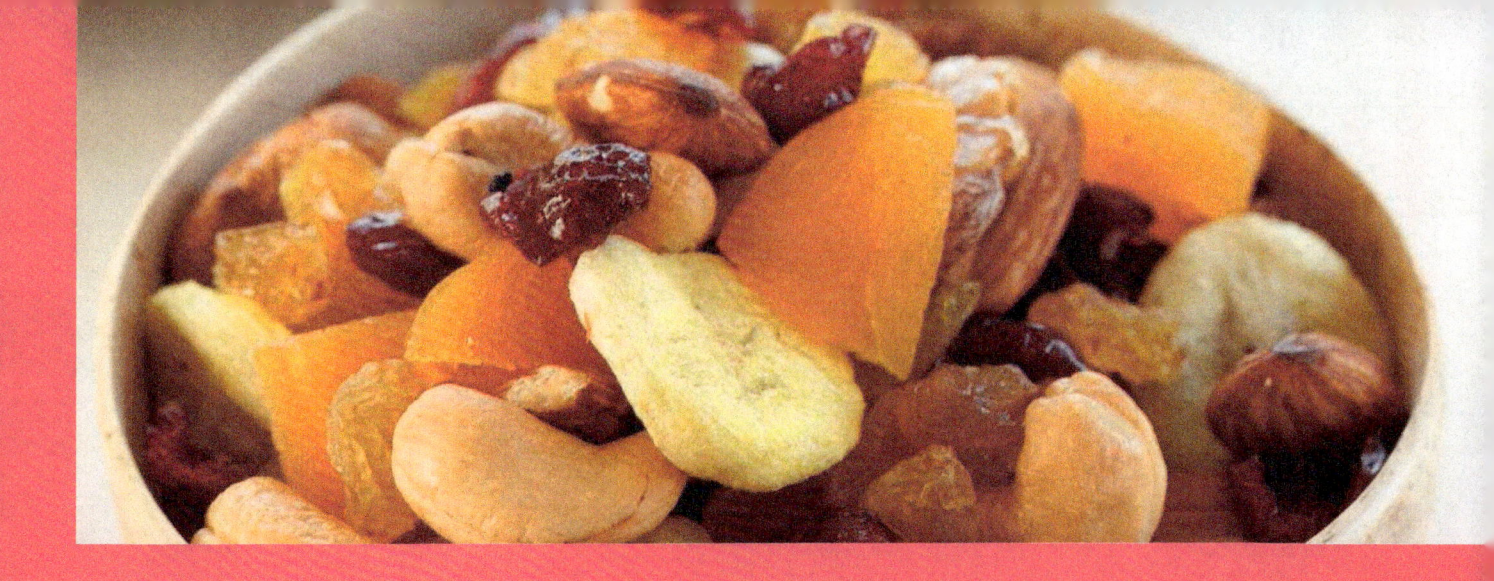

Temps de préparation: 5 minutes     Temps de cuisson: Aucun     Portions: 4

### INGRÉDIENTS

1. 1 tasse de mélange de noix (comme des amandes, des noix de cajou, des noix et des cacahuètes)
2. 1/2 tasse de fruits secs (comme des raisins secs, des canneberges, des abricots ou des cerises)
3. 1/2 tasse de graines (comme des graines de citrouille ou des graines de tournesol)
4. 1/4 tasse de pépites ou de morceaux de chocolat noir
5. Ajouts facultatifs : des flocons de noix de coco, des morceaux de bretzels, du popcorn, des céréales

### INSTRUCTIONS

1. Dans un grand bol, mélangez les noix mélangées, les fruits secs, les graines et les pépites de chocolat noir.
2. Ajoutez éventuellement des ajouts facultatifs tels que des flocons de noix de coco, des morceaux de bretzels, du popcorn ou des céréales si désiré.
3. Mélangez les ingrédients jusqu'à ce qu'ils soient uniformément répartis.
4. Conservez le mélange de fruits secs et de noix dans un récipient hermétique ou répartissez-le dans des sacs individuels pour une collation pratique.
5. Dégustez le mélange de fruits secs et de noix comme une collation nutritive et satisfaisante à emporter ou pendant des activités en plein air.

### AVANTAGE

Le mélange de fruits secs et de noix est une collation énergisante et portable qui fournit une combinaison de protéines, de graisses saines, de glucides et de fibres pour vous maintenir alimenté et satisfait.

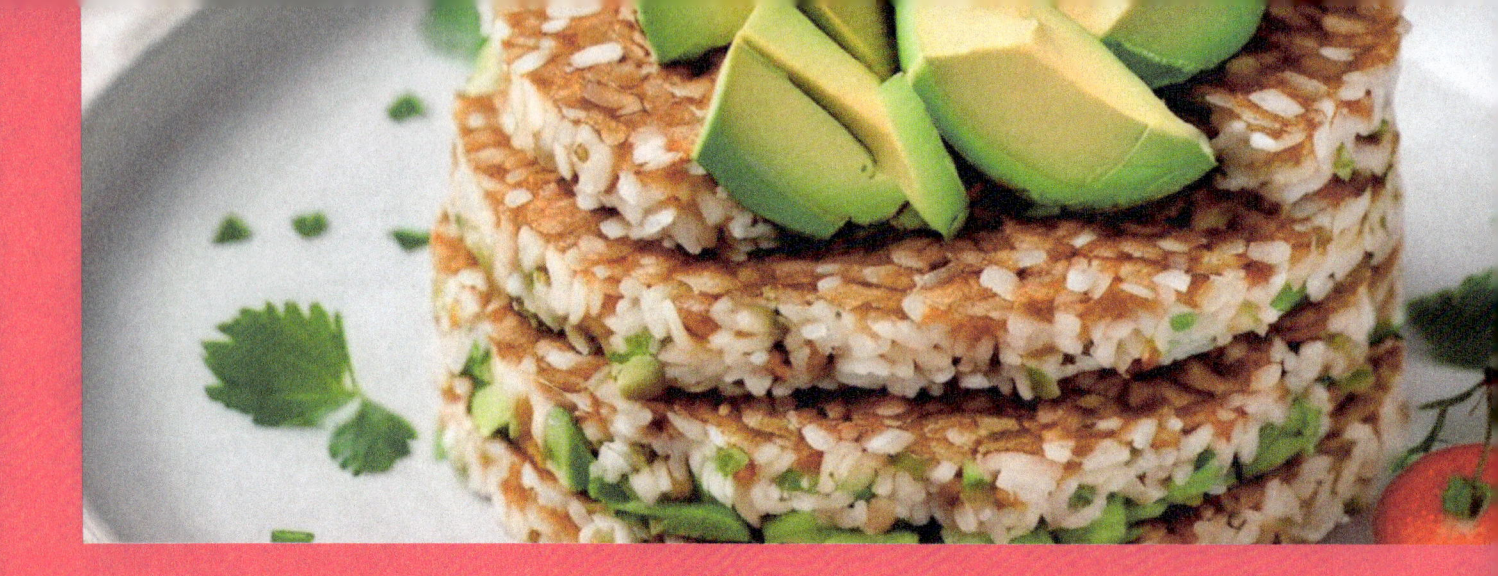

## Galettes de riz à grains entiers à l'avocat

Temps de préparation: 5 minutes    Temps de cuisson: Aucun    Portions: 4

### INGRÉDIENTS

1. 2 galettes de riz complet
2. 1 avocat mûr
3. Sel et poivre selon le goût
4. Garnitures facultatives : flocons de piment rouge, mélange d'épices "Everything But The Bagel", jus de citron, tranches de tomates, jeunes pousses

### INSTRUCTIONS

1. Coupez l'avocat en deux, retirez le noyau, et évidez la chair dans un petit bol.
2. Écrasez l'avocat à la fourchette jusqu'à obtenir une texture lisse, ou laissez-la légèrement morcelée si désiré.
3. Assaisonnez l'avocat écrasé avec du sel et du poivre selon votre goût.
4. Étalez l'avocat écrasé uniformément sur chaque galette de riz complet.
5. Facultativement, saupoudrez de flocons de piment rouge, du mélange d'épices "Everything But The Bagel", ou pressez un peu de jus de citron sur l'avocat.
6. Ajoutez des tranches de tomates, des jeunes pousses, ou toute autre garniture désirée.
7. Servez immédiatement et dégustez en tant que collation délicieuse et nutritive ou repas léger.

### AVANTAGE

Les galettes de riz complet sont faibles en calories et fournissent des glucides complexes pour une énergie soutenue. L'avocat est riche en graisses monoinsaturées bénéfiques pour le cœur, ainsi qu'en vitamines et minéraux.

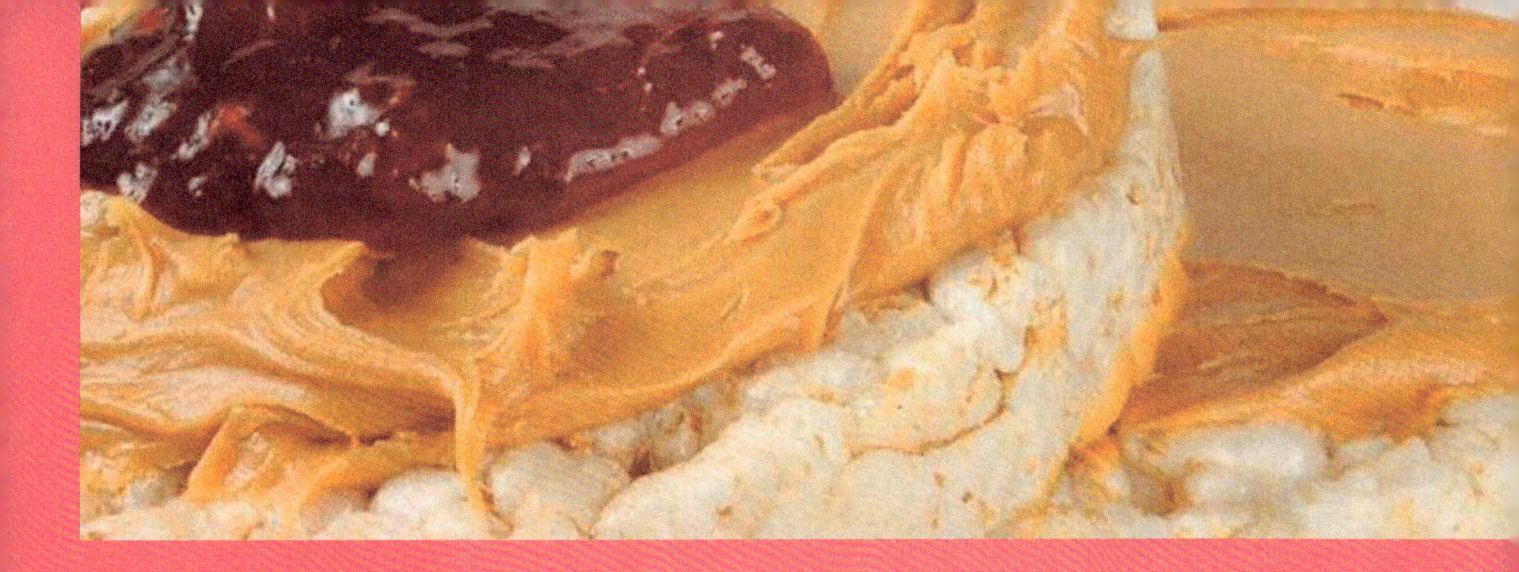

## Galettes de riz avec du beurre d'amande

Temps de préparation: 5 minutes     Temps de cuisson: Aucun     Portions: 2

### INGRÉDIENTS

1. 2 galettes de riz nature
2. 4 cuillères à soupe de beurre d'amande
3. 1 cuillère à soupe de graines de chia (facultatif)
4. 1 cuillère à soupe de miel ou sirop d'érable (facultatif)
5. Fruits tranchés (comme banane, fraises ou pomme) pour garnir (facultatif)
6. Une pincée de cannelle (facultatif)

### INSTRUCTIONS

1. Étalez uniformément 2 cuillères à soupe de beurre d'amande sur chaque galette de riz.
2. Saupoudrez les graines de chia sur le beurre d'amande si vous en utilisez. Arrosez de miel ou de sirop d'érable si désiré.
3. Disposez les fruits tranchés sur le beurre d'amande. Saupoudrez d'une pincée de cannelle si désiré.
4. Servez immédiatement et dégustez.

### AVANTAGE

Les galettes de riz avec du beurre d'amande sont une collation nutritive et rapide, riche en matières grasses saines, en protéines et en fibres. Cette combinaison offre une énergie soutenue, ce qui en fait un excellent choix pour un petit-déjeuner rapide ou une collation en milieu de journée.

# IDÉES DE COLLATIONS RICHES EN GLUCIDES

# Barres de granola

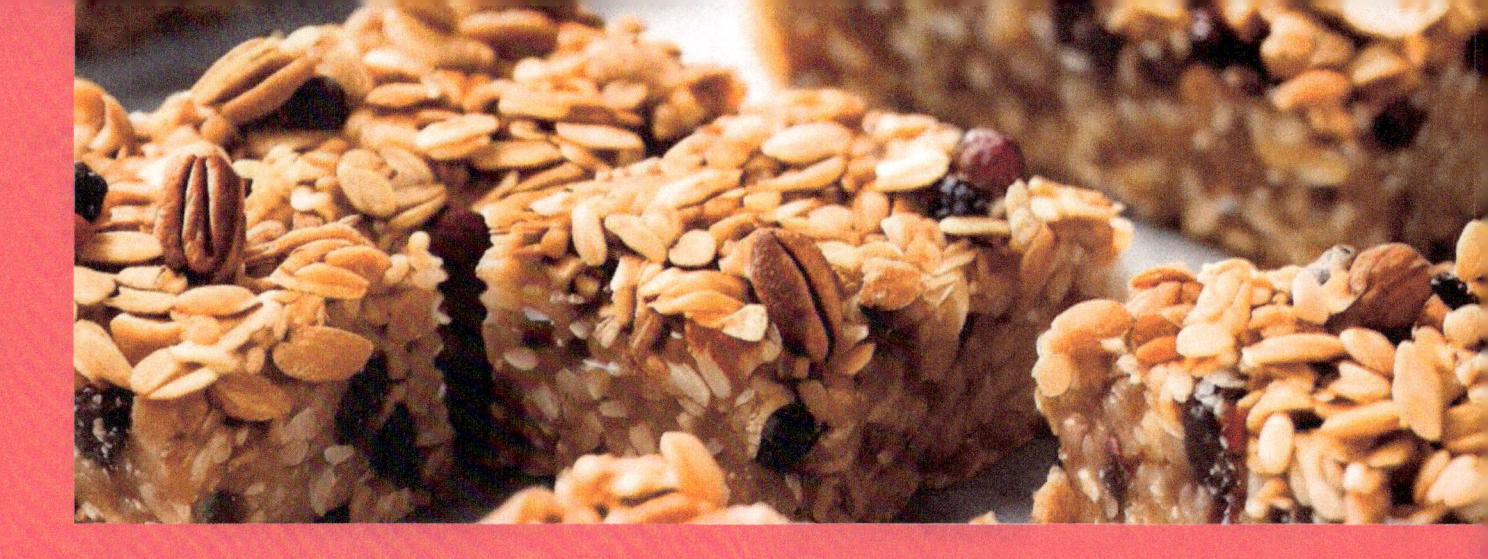

Temps de préparation: 15 minutes    Temps de cuisson: 20 minutes    Portions: 12 barres

## INGRÉDIENTS

1. 2 tasses de flocons d'avoine à l'ancienne
2. 1/2 tasse de miel ou de sirop d'érable
3. 1/2 tasse de beurre de cacahuète crémeux
4. 1/4 tasse d'huile de coco
5. 1/2 tasse de noix hachées (amandes, noix, etc.)
6. 1/2 tasse de fruits secs (raisins secs, canneberges, etc.)
7. 1/4 tasse de pépites de chocolat (facultatif)
8. 1 cuillère à café d'extrait de vanille
9. 1/2 cuillère à café de cannelle moulue
10. Une pincée de sel

## INSTRUCTIONS

1. Préchauffez le four à 175°C (350°F). Tapissez un moule carré de 23 cm de côté avec du papier sulfurisé.
2. Dans un grand bol, mélangez les flocons d'avoine, les noix hachées, les fruits secs, les pépites de chocolat, la cannelle et le sel.
3. Dans une petite casserole à feu moyen, faites fondre ensemble le beurre de cacahuète, le miel (ou le sirop d'érable) et l'huile de coco jusqu'à obtenir un mélange homogène. Retirez du feu et ajoutez l'extrait de vanille.
4. Versez les ingrédients liquides sur les ingrédients secs et mélangez jusqu'à ce que le tout soit bien combiné.
5. Transférez le mélange dans le moule préparé. Pressez fermement pour obtenir une couche uniforme.
6. Faites cuire pendant 15 à 20 minutes, ou jusqu'à ce que les bords soient dorés.
7. Laissez les barres de granola refroidir complètement dans le moule avant de les découper en barres.

## AVANTAGE

Les barres de granola sont riches en fibres, en graisses saines et en protéines, ce qui en fait une excellente collation pour une énergie durable. Les flocons d'avoine fournissent des glucides complexes, tandis que les noix et le beurre de cacahuète offrent des protéines et des graisses saines, favorisant ainsi la réparation musculaire.

## Salade de fruits avec yaourt et granola

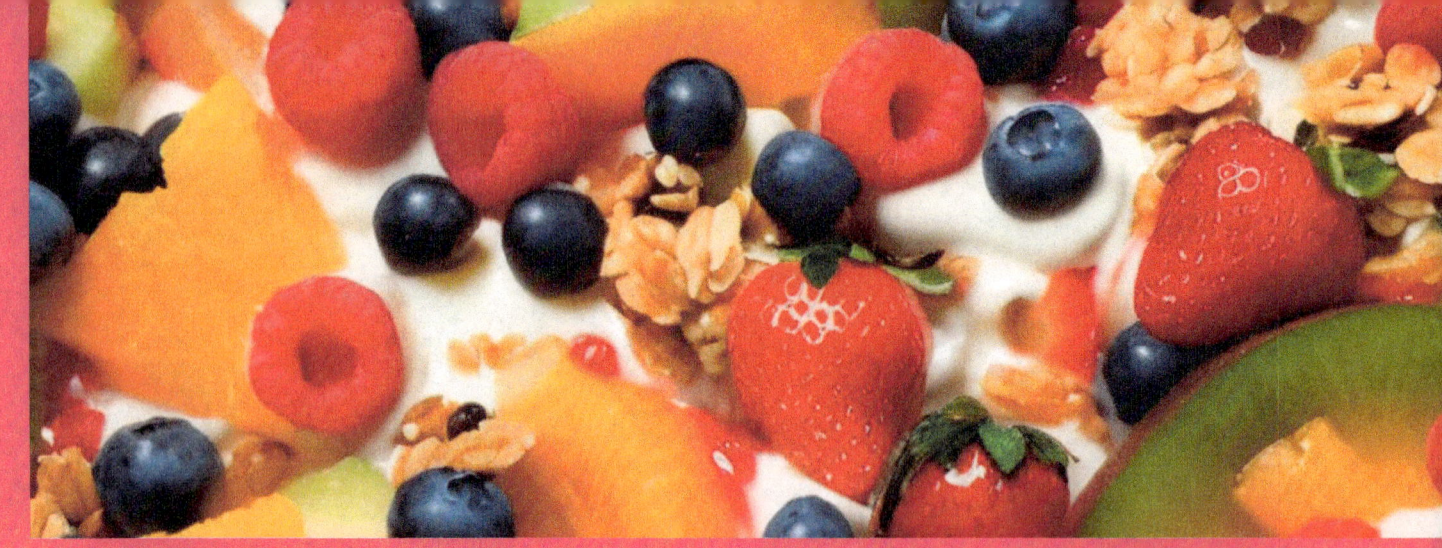

Temps de préparation: 10 minutes   Temps de cuisson: 0 minutes   Portions: 4

### INGRÉDIENTS

1. 2 tasses de baies mélangées (fraises, myrtilles, framboises)
2. 1 tasse de morceaux d'ananas
3. 1 tasse de mangue en dés
4. 2 bananes, tranchées
5. 2 tasses de yaourt grec nature ou à la vanille
6. 1 tasse de granola
7. 1 cuillère à soupe de miel (facultatif)
8. Feuilles de menthe fraîche (pour la garniture, facultatif)

### INSTRUCTIONS

1. Dans un grand bol, mélangez les baies mélangées, les morceaux d'ananas, la mangue en dés et les tranches de banane.
2. Dans des bols ou des verres de service, alternez des couches du mélange de fruits et de yaourt grec.
3. Saupoudrez chaque portion de granola.
4. Arrosez de miel si désiré pour plus de douceur.
5. Garnissez de feuilles de menthe fraîche.

### AVANTAGE

La salade de fruits avec yaourt et granola est un repas nutritif et rafraîchissant. La variété de fruits fournit de nombreuses vitamines, minéraux et antioxydants, qui aident à lutter contre l'inflammation et soutiennent la santé globale. Le yaourt grec ajoute des protéines et des probiotiques, favorisant la santé intestinale et facilitant la digestion. Le granola apporte un croquant satisfaisant et des fibres supplémentaires, rendant ce plat à la fois délicieux et équilibré.

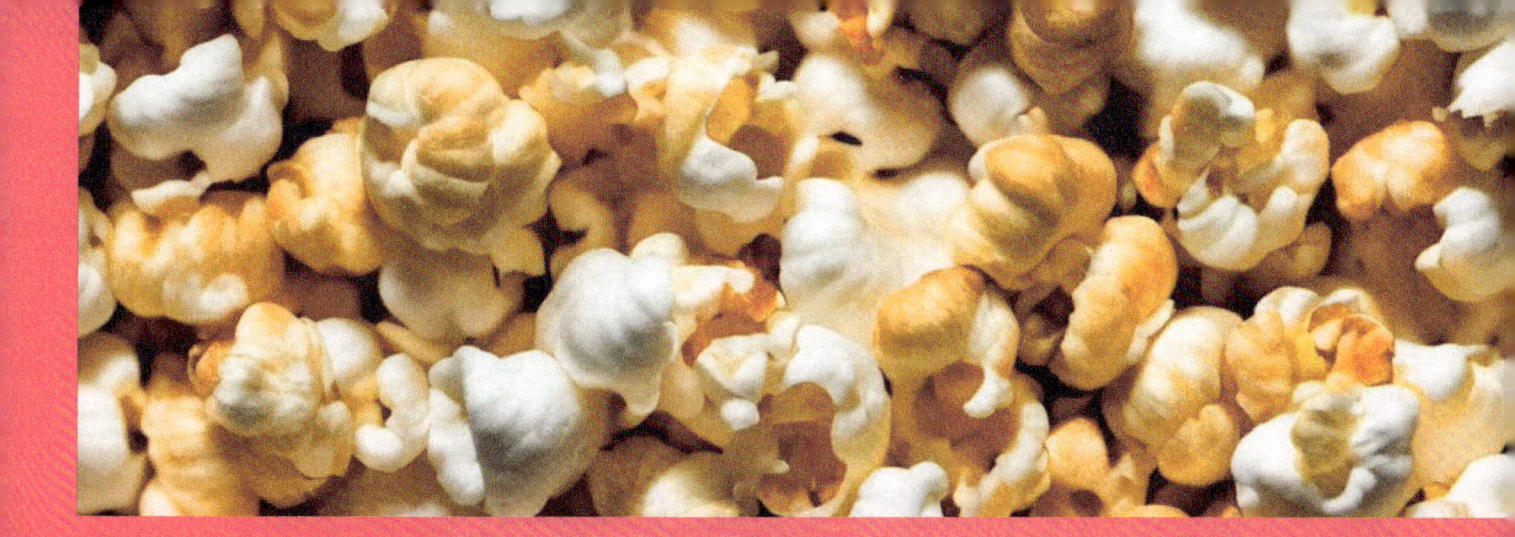

# Maïs soufflé

Temps de préparation: 5 minutes    Temps de cuisson: 10 minutes    Portions: 4

## INGRÉDIENTS

1. 1/2 tasse de grains de maïs à éclater
2. 3 cuillères à soupe d'huile végétale (ou toute huile supportant la chaleur)
3. Sel selon votre goût
4. Garnitures facultatives: beurre fondu, levure nutritionnelle, fromage râpé, herbes ou épices

## INSTRUCTIONS

1. Dans une grande casserole à fond épais, chauffez l'huile à feu moyen-vif. Ajoutez 2 à 3 grains de maïs à éclater et couvrez la casserole.
2. Lorsque les grains de test éclatent, l'huile est prête. Retirez les grains de test de la casserole.
3. Versez les grains de maïs restants dans la casserole en une seule couche. Couvrez la casserole et retirez-la du feu pendant 30 secondes. Cela aide à amener tous les grains à une température proche de celle de l'éclatement pour qu'ils éclatent de manière plus uniforme.
4. Remettez la casserole sur le feu. Les grains devraient commencer à éclater rapidement. Secouez doucement la casserole de temps en temps pour assurer une chauffe uniforme et éviter de brûler.
5. Une fois que les éclatements ralentissent à environ 2 à 3 secondes entre chaque éclatement, retirez la casserole du feu et transférez immédiatement le maïs soufflé dans un grand bol.
6. Saupoudrez de sel selon votre goût et mélangez pour répartir uniformément. Ajoutez les garnitures facultatives que vous désirez.

## AVANTAGES

Le maïs soufflé est une collation à base de grains entiers naturellement riche en fibres et faible en calories. De plus, le maïs soufflé contient des antioxydants appelés polyphénols, qui ont été associés à divers bienfaits pour la santé, notamment une amélioration de la digestion et une réduction de l'inflammation.

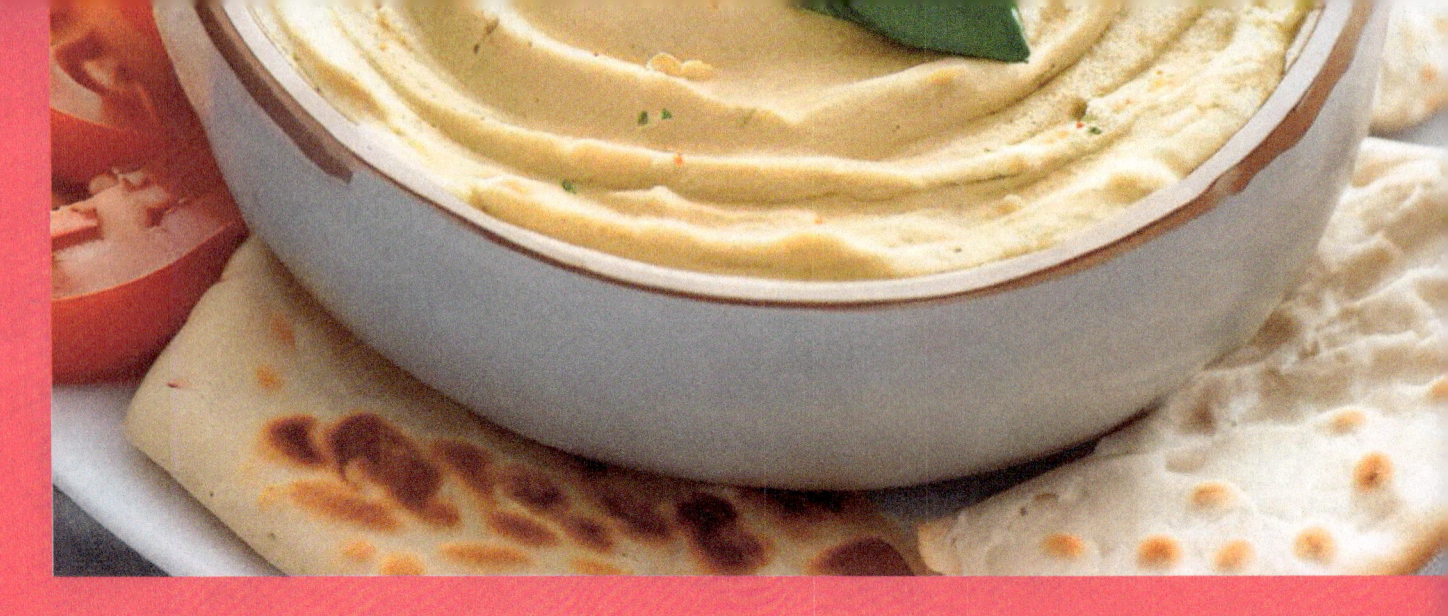

## Houmous et pain pita

Temps de préparation: 10 minutes   Temps de cuisson: 5 minutes   Portions: Variables

### INGRÉDIENTS

1. 1 tasse de pois chiches cuits, égouttés et rincés
2. 2 cuillères à soupe de tahini (pâte de sésame)
3. 2 cuillères à soupe de jus de citron
4. 1 gousse d'ail, émincée
5. 2 cuillères à soupe d'huile d'olive
6. Sel selon votre goût
7. 2 à 4 pains pita au blé entier, coupés en triangles
8. Garnitures facultatives: paprika, persil haché, huile d'olive

### INSTRUCTIONS

1. Dans un robot culinaire, mélangez les pois chiches, le tahini, le jus de citron, l'ail et l'huile d'olive.
2. Mixez jusqu'à obtenir une texture lisse et crémeuse, en ajoutant un peu d'eau si nécessaire pour obtenir la consistance désirée.
3. Assaisonnez avec du sel selon votre goût et mélangez à nouveau.
4. Transférez le houmous dans un bol de service.
5. Facultativement, arrosez un peu d'huile d'olive sur le houmous et saupoudrez de paprika ou de persil haché pour la garniture.
6. Servez le houmous avec des triangles de pain pita au blé entier.

### AVANTAGES

Le houmous et le pain pita constituent une collation ou une entrée nutritive et satisfaisante. Le houmous est riche en protéines et en fibres grâce aux pois chiches, ce qui aide à vous sentir rassasié et satisfait. De plus, les pois chiches sont une bonne source de vitamines et de minéraux tels que l'acide folique, le fer et le magnésium.

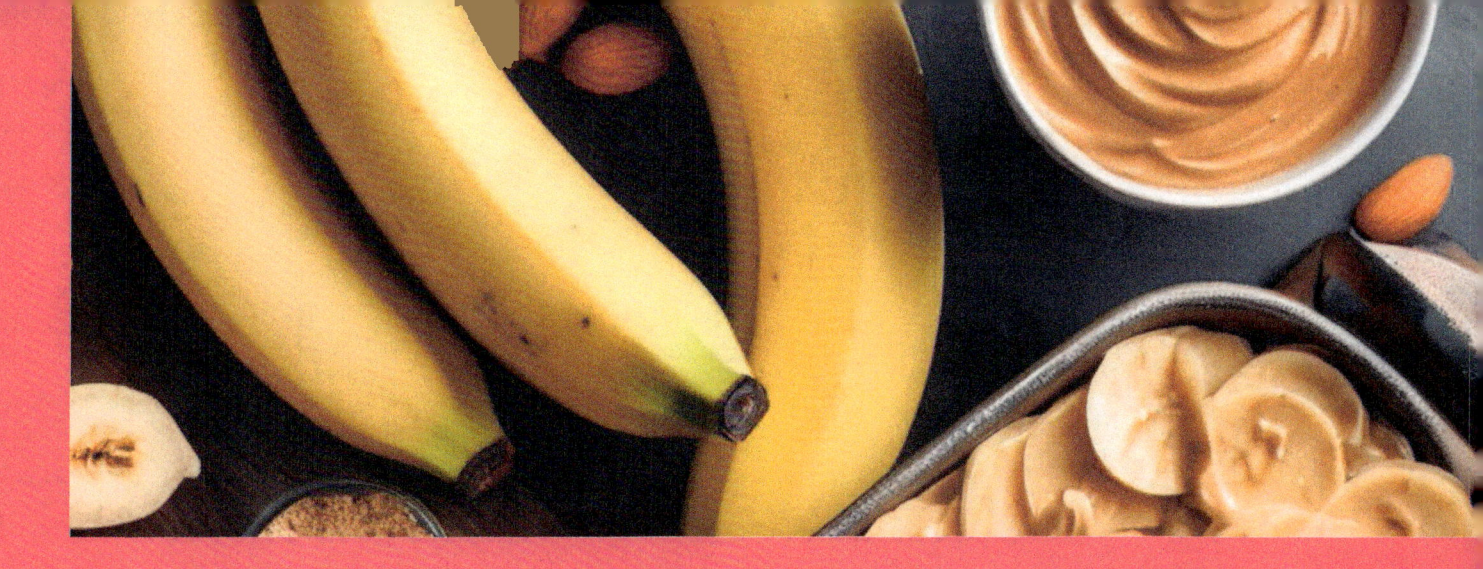

## Banane avec beurre de cacahuète

Temps de préparation: 5 minutes    Temps de cuisson: 0 minutes    Portions: 1

### INGRÉDIENTS

1. 1 banane mûre
2. 2 cuillères à soupe de beurre de cacahuète (ou tout autre beurre de noix de votre choix)

### INSTRUCTIONS

1. Épluchez la banane et coupez-la en rondelles.
2. Étalez du beurre de cacahuète sur chaque rondelle de banane.
3. Disposez les rondelles de banane sur une assiette.
4. Facultativement, vous pouvez ajouter un filet de miel ou saupoudrer de la cannelle sur le dessus pour plus de saveur.
5. Servez immédiatement et dégustez.

### AVANTAGES

La banane avec du beurre de cacahuète est une collation simple mais satisfaisante qui offre un bon équilibre de glucides, de graisses saines et de protéines. Les bananes sont riches en potassium, ce qui aide à réguler la pression sanguine et à maintenir la santé cardiaque. Elles contiennent également des vitamines C et B6, ainsi que des fibres, qui soutiennent la santé digestive. Le beurre de cacahuète ajoute des protéines et des graisses saines, contribuant à vous maintenir rassasié et à fournir une énergie durable.

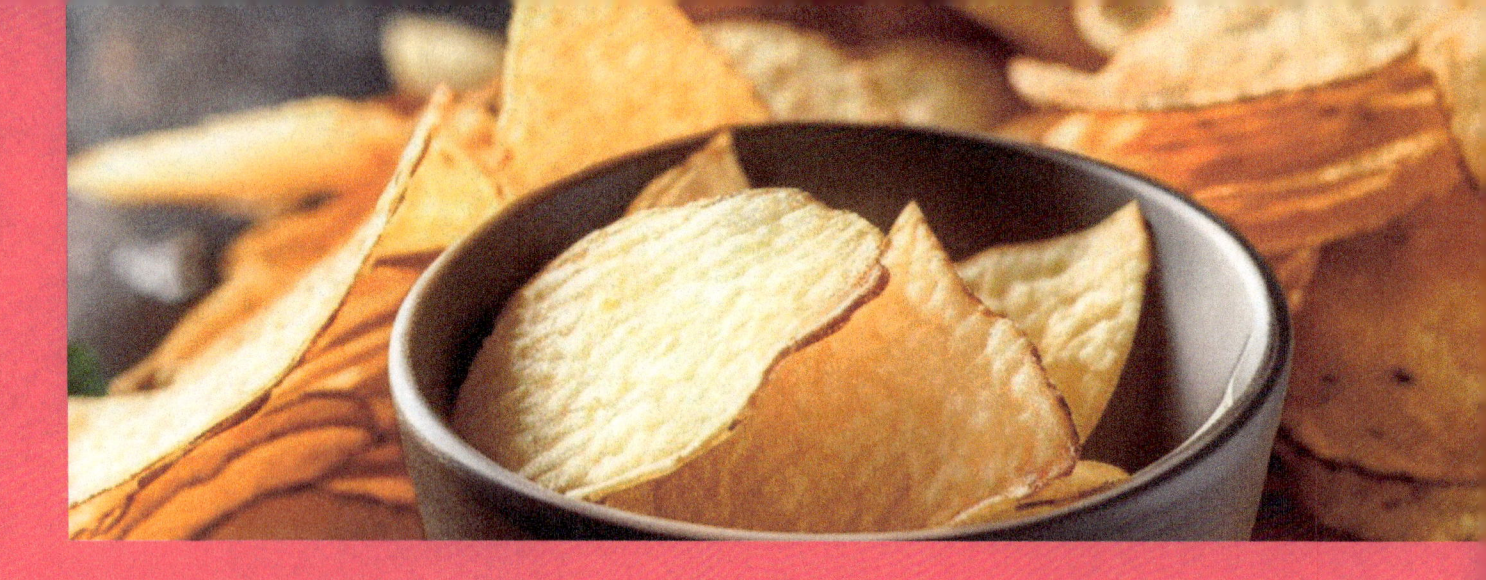

## Chips de pommes de terre maison

Temps de préparation: 15 minutes   Temps de cuisson: 20-30 minutes   Portions: 4

### INGRÉDIENTS

1. 4 pommes de terre de taille moyenne de type russet
2. 3 cuillères à soupe d'huile végétale (ou toute huile supportant la chaleur)
3. Sel selon votre goût
4. Assaisonnements facultatifs: paprika, poudre d'ail, poudre d'oignon ou tout mélange d'assaisonnement préféré

### INSTRUCTIONS

1. Préchauffez votre four à 200°C (400°F). Tapissez deux plaques de cuisson de papier parchemin.
2. Lavez et épluchez les pommes de terre. À l'aide d'une mandoline ou d'un couteau bien aiguisé, tranchez les pommes de terre très finement (environ 3 mm d'épaisseur).
3. Placez les tranches de pommes de terre dans un grand bol d'eau froide et laissez-les tremper pendant au moins 10 minutes. Cela aide à éliminer l'excès d'amidon et rend les chips plus croustillantes.
4. Égouttez les tranches de pommes de terre et séchez-les soigneusement avec du papier absorbant ou un torchon propre.
5. Dans un grand bol, mélangez les tranches de pommes de terre avec l'huile végétale jusqu'à ce qu'elles soient uniformément enrobées. Disposez les tranches en une seule couche sur les plaques de cuisson préparées, en veillant à ce qu'elles ne se chevauchent pas. Saupoudrez de sel et éventuellement d'autres assaisonnements de votre choix.
6. Faites cuire au four préchauffé pendant 20 à 30 minutes, en retournant les tranches à mi-cuisson, jusqu'à ce que les chips soient dorées et croustillantes. Surveillez-les vers la fin pour éviter qu'elles ne brûlent.
7. Retirez les chips de pommes de terre du four et laissez-les refroidir sur les plaques de cuisson pendant quelques minutes. Servez-les immédiatement ou conservez-les dans un contenant hermétique pour plus tard.

### AVANTAGE

Les chips de pommes de terre maison sont une alternative plus saine aux chips achetées en magasin, car elles sont exemptes de conservateurs et d'ingrédients artificiels.

# CHAPITRE 16

## GÉRER LES ENVIES DE GLUCIDES LES JOURS À FAIBLE TENEUR EN GLUCIDES

Les régimes pauvres en glucides peuvent être efficaces pour perdre du poids et améliorer le contrôle de la glycémie, mais soyons honnêtes - les envies de glucides peuvent être fortes les jours à faible teneur en glucides, ce qui rend difficile de suivre le plan alimentaire. Voici quelques stratégies pour vous aider à gérer les envies de glucides et à rester sur la bonne voie pendant les jours à faible teneur en glucides, mais d'abord, examinons:

### Comprendre les Envies de Glucides

**Habitude et Association:** Souvent, les envies découlent de l'habitude et de l'association. Si vous avez l'habitude de grignoter des collations sucrées l'après-midi, votre corps pourrait envoyer ces signaux même les jours à faible teneur en glucides.

**Fluctuations de la Glycémie:** Des baisses rapides de la glycémie peuvent déclencher des envies. Les régimes pauvres en glucides peuvent initialement entraîner certaines fluctuations de la glycémie jusqu'à ce que votre corps s'adapte.

**Déshydratation:** Parfois, la soif peut être interprétée comme de la faim. La déshydratation peut également entraîner de la fatigue, ce qui pourrait vous donner envie d'un regain d'énergie rapide provenant des glucides.

### Stratégies pour Gérer les Envies

**1. Choisissez des Glucides Complexes:** Concentrez-vous sur la consommation de glucides complexes qui fournissent une énergie soutenue sans provoquer de pics et de chutes rapides de la glycémie. Optez pour des sources riches en nutriments telles que les légumes non féculents, les légumes verts et les céréales complètes comme le quinoa, le riz brun et l'avoine, qui peuvent aider à satisfaire les envies tout en soutenant la santé globale et la satiété.

**2. Intégrez des Aliments Riches en Fibres:** Augmentez votre consommation d'aliments riches en fibres tels que les fruits, les légumes, les légumineuses et les noix, qui peuvent vous aider à vous sentir rassasié et satisfait pendant des périodes plus longues. Les fibres ralentissent la digestion et aident à stabiliser les niveaux de sucre dans le sang, réduisant ainsi la probabilité de ressentir des envies intenses de glucides.

3. **Incluez des Protéines à Chaque Repas:** Priorisez les aliments riches en protéines tels que les viandes maigres, la volaille, le poisson, les œufs, le tofu, le tempeh et le yaourt grec pour aider à réguler l'appétit et favoriser la sensation de satiété. Les protéines ont un effet thermique élevé, ce qui signifie qu'elles nécessitent plus d'énergie pour être digérées, ce qui peut aider à stimuler le métabolisme et à contrôler les envies.

4. **Restez Hydraté:** Buvez beaucoup d'eau tout au long de la journée pour rester hydraté et aider à soulager les envies. Parfois, la soif peut être confondue avec la faim, donc rester bien hydraté peut aider à éviter les grignotages inutiles et à contrôler les envies. Essayez de consommer au moins 8 verres d'eau par jour, et envisagez des tisanes ou de l'eau infusée pour plus de variété.

5. **Mangez des Repas et des Collations Régulièrement:** Respectez un horaire alimentaire régulier en consommant des repas équilibrés et des collations à intervalles réguliers tout au long de la journée. Sauter des repas ou passer trop de temps sans manger peut entraîner des baisses de glycémie et déclencher des envies de sources d'énergie rapide comme les glucides. Essayez de manger toutes les 3 à 4 heures pour maintenir des niveaux d'énergie stables et prévenir les envies intenses.

6. **Planifiez à l'Avance et Préparez des Collations:** Anticipez les envies en planifiant à l'avance et en ayant des collations nutritives à faible teneur en glucides prêtes à l'emploi. Préparez des collations telles que des bâtonnets de légumes avec du houmous, du yaourt grec avec des baies, des œufs durs ou des noix mélangées pour satisfaire les envies tout en respectant vos objectifs de cycle de glucides. Avoir des options saines à portée de main peut aider à prévenir les décisions impulsives de se livrer à des aliments riches en glucides.

7. **Pratiquez l'Alimentation Consciente:** Faites attention aux signaux de faim et de satiété et pratiquez des techniques d'alimentation consciente pour améliorer la conscience des choix alimentaires et des comportements alimentaires. Ralentissez et savourez chaque bouchée, en vous concentrant sur les saveurs, les textures et les sensations des aliments. Manger en pleine conscience peut aider à prévenir la suralimentation et à réduire la probabilité de céder aux envies de glucides par habitude ou en réponse à des déclencheurs émotionnels.

**8. Distraire:** Impliquez-vous dans des activités qui vous distraient des envies et redirigez votre attention ailleurs. Faites une promenade, pratiquez la respiration profonde ou la méditation, écoutez de la musique ou participez à un passe-temps ou une activité que vous aimez. En déplaçant votre attention loin de la nourriture, vous pouvez aider à réduire l'intensité des envies et à les gérer de manière plus efficace.

**9. Accordez-vous des Plaisirs Occasionnels:** Prévoyez un repas de triche ou une petite indulgence une fois par semaine ou toutes les deux semaines. Cela peut aider à prévenir les envies intenses et à rendre le mode de vie à faible teneur en glucides plus durable.

**10. Cherchez du Soutien**: Recherchez le soutien de vos amis, membres de la famille ou groupes de soutien pour obtenir encouragement et responsabilité pendant les jours à faible teneur en glucides. Partager vos défis et succès avec d'autres personnes qui comprennent peut fournir de la motivation et vous aider à rester engagé envers vos objectifs de cycle de glucides. Envisagez de rejoindre des communautés en ligne ou des forums où vous pouvez vous connecter avec des personnes partageant les mêmes idées et partager des conseils et des stratégies pour gérer les envies.

**11. Pratiquez la Compassion envers Vous-même:** Soyez gentil avec vous-même et pratiquez la compassion envers vous-même, surtout pendant les moments difficiles où les envies sont exacerbées. Rappelez-vous que les envies occasionnelles sont normales et ne définissent pas votre progrès ou votre valeur. Au lieu de vous attarder sur les revers perçus, concentrez-vous sur les étapes positives que vous avez franchies vers vos objectifs de santé et de forme physique et célébrez vos réalisations en cours de route.

Souvenez-vous: Soyez patient avec vous-même. Il faut du temps à votre corps pour s'adapter à un régime pauvre en glucides. En mettant en œuvre ces stratégies et en écoutant les signaux de votre corps, vous pouvez gérer efficacement les envies et réussir dans votre parcours à faible teneur en glucides.

# CHAPITRE 17

## PLANS DE REPAS D'ÉCHANTILLON POUR UNE SEMAINE DE CYCLISME DES GLUCIDES

Le cyclisme des glucides implique d'alterner entre des jours à forte teneur en glucides, à teneur moyenne en glucides et à faible teneur en glucides pour optimiser la perte de graisse, les niveaux d'énergie et la préservation musculaire. Voici des exemples de plans de repas pour une semaine de cyclisme des glucides, comprenant des jours à forte teneur en glucides, à teneur moyenne en glucides et à faible teneur en glucides:

### Jour 1: Jour à Forte Teneur en Glucides

Petit-déjeuner:

- Pain complet grillé avec de l'avocat écrasé et des tomates tranchées
- Oeufs brouillés avec des épinards et du fromage feta

Déjeuner:

- Salade de quinoa avec des légumes verts mélangés, du poulet grillé, des tomates cerises, des concombres et une vinaigrette balsamique
- Salade de fruits frais avec des baies et une cuillerée de yaourt grec

Dîner:

- Saumon grillé avec des patates douces rôties et du brocoli cuit à la vapeur
- Pilaf de quinoa avec des poivrons, des oignons et de l'ail sautés

Collations:

- Tranches de pomme avec du beurre d'amande
- Yaourt grec avec du miel et des amandes effilées

### Jour 2: Jour à Teneur Moyenne en Glucides

Petit-déjeuner:

- Parfait au yaourt grec avec du granola, des baies mélangées et un filet de miel

Déjeuner:

- Wrap à la dinde et à l'avocat avec une tortilla à grains entiers, de la laitue, des tomates et de la moutarde
- Bâtonnets de carottes et de concombres avec du houmous

Dîner:

- Filet de poulet cuit au four avec du quinoa et des légumes rôtis (courgettes, poivrons et aubergines)
- Salade verte composée de tomates cerises, d'avocat et d'une vinaigrette au citron et au tahini

Collations:

- Fromage cottage avec des morceaux d'ananas
- Galette de riz avec du beurre d'amande et des tranches de banane

**Jour 3: Journée à Faible Teneur en Glucides**

Petit-déjeuner:

- Quiche sans croûte aux épinards et au fromage feta
- Baies mélangées et yaourt grec non sucré

Déjeuner:

- Salade de crevettes grillées avec des légumes verts mélangés, des tomates cerises, des concombres et de l'avocat
- Assaisonnement à l'huile d'olive et au vinaigre

Dîner:

- Nouilles de courgettes avec sauce marinara et blanc de poulet grillé
- Pointes d'asperges cuites à la vapeur

Collations:

- Œufs durs
- Mélange de noix (amandes, noix et pistaches)

## Jour 4: Jour à Forte Teneur en Glucides

Petit-déjeuner:

- Pancakes à grains entiers avec des baies fraîches et sirop d'érable
- Oeufs brouillés avec des poivrons et oignons coupés en dés

Déjeuner:

- Bol de riz complet avec des haricots noirs, du tofu grillé, des légumes sautés et de la salsa
- Accompagnement de légumes verts mélangés avec une vinaigrette à la lime et au coriandre

Dîner:

- Sauté de bœuf avec du brocoli, des pois mange-tout, des carottes et du riz brun
- Tranches de mangue en dessert

Collations:

- Galette de riz avec du beurre de cacahuète et des tranches de banane
- Smoothie au yaourt grec avec de la mangue et de l'ananas

## Jour 5: Jour à Teneur Moyenne en Glucides

Petit-déjeuner:

- Flocons d'avoine avec des fraises tranchées, des amandes et un filet de miel

Déjeuner:

- Sandwich à la dinde et au fromage sur du pain complet avec de la laitue, des tomates et de la moutarde
- Bâtonnets de carottes avec du houmous

Dîner:

- Morue cuite au four avec du quinoa et des choux de Bruxelles rôtis
- Salade verte avec des tomates cerises, des concombres et une vinaigrette balsamique

Collations:

- Fromage cottage avec des tranches de pêche
- Galette de riz avec de l'avocat écrasé et des tomates cerises

**Jour 6: Jour à Faible Teneur en Glucides**

Petit-déjeuner:

- Omelette aux légumes avec des épinards, des champignons et des poivrons
- Tranches d'avocat en accompagnement

Déjeuner:

- Salade César au poulet grillé avec de la laitue romaine, du fromage parmesan et une vinaigrette César (sans croûtons)
- Bâtonnets de céleri avec du beurre d'amande

Dîner:

- Saumon cuit au four avec des haricots verts cuits à la vapeur et du riz de chou-fleur
- Salade d'accompagnement avec des légumes verts mélangés, des tomates cerises et une vinaigrette

Collations:

- Yaourt grec avec des framboises
- Fromage à corde avec des tranches de concombre

**Jour 7: Jour à Forte Teneur en Glucides**

Petit-déjeuner:

- Gaufres à grains entiers avec des tranches de banane et un filet de sirop d'érable
- Oeufs brouillés avec des tomates coupées en dés et du fromage feta

Déjeuner:

- Pâtes à grains entiers avec sauce marinara, dinde hachée maigre et brocoli cuit à la vapeur
- Salade d'accompagnement avec des légumes verts mélangés et une vinaigrette italienne

Dîner:

- Sauté de légumes avec tofu, poivrons, pois mange-tout et riz brun
- Tranches d'ananas en dessert

Collations:

- Galette de riz avec du beurre d'amande et des fraises tranchées
- Yaourt grec avec du granola et des myrtilles

Ces plans de repas d'échantillon offrent une variété d'aliments riches en nutriments pour soutenir vos objectifs de cyclisme des glucides tout en fournissant des repas équilibrés et satisfaisants tout au long de la semaine. N'hésitez pas à personnaliser les plans de repas en fonction de vos préférences alimentaires, de vos besoins nutritionnels et de votre protocole de cyclisme des glucides. N'oubliez pas de rester hydraté, d'écouter les signaux de faim et de satiété de votre corps et d'ajuster les portions selon vos besoins pour soutenir vos objectifs de santé et de forme physique.

# CHAPITRE 18

## CONCLUSION: SUCCÈS À LONG TERME AVEC LE CYCLISME DES GLUCIDES POUR LA PERTE DE POIDS

Le cyclisme des glucides peut être un outil puissant pour la perte de poids, mais pour atteindre un succès à long terme, il faut adopter une approche durable et holistique. Alors que le cyclisme des glucides peut produire des résultats significatifs à court terme, son succès à long terme repose sur plusieurs facteurs clés :

**1. Durabilité:** Un des facteurs les plus critiques pour le succès à long terme avec le cyclisme des glucides est la durabilité. Les pratiques alimentaires durables sont celles qui peuvent être maintenues sur le long terme sans se sentir excessivement restrictives ou insoutenables. Trouver une approche de cyclisme des glucides qui correspond à votre mode de vie, à vos préférences et à vos besoins nutritionnels est essentiel pour adhérer au programme et obtenir des résultats durables.

**2. Nutrition équilibrée:** Un autre aspect clé du succès à long terme avec le cyclisme des glucides est de garantir une nutrition équilibrée. Bien que le cyclisme des glucides mette l'accent sur la manipulation de l'apport en glucides en fonction des niveaux d'activité et des objectifs, il est essentiel de prioriser les aliments riches en nutriments qui fournissent des vitamines essentielles, des minéraux, des fibres et des protéines. Mettre l'accent sur des aliments entiers et peu transformés tels que les protéines maigres, les fruits, les légumes, les céréales complètes et les graisses saines soutient la santé globale et le bien-être tout en favorisant une perte de poids durable.

**3. Exercice régulier:** Intégrer régulièrement de l'exercice dans votre régime de cyclisme des glucides est crucial pour maximiser la perte de graisse, préserver la masse musculaire maigre et soutenir la santé et la forme physique générales. L'exercice cardiovasculaire et la musculation jouent tous deux un rôle important dans l'augmentation du métabolisme, l'amélioration de la combustion des calories et l'amélioration de la composition corporelle. Visez à pratiquer une combinaison d'exercices aérobiques et de musculation la plupart des jours de la semaine pour compléter vos efforts de cyclisme des glucides et obtenir des résultats optimaux.

**4. Alimentation consciente:** La pratique de techniques d'alimentation consciente peut aider à favoriser la conscience des signaux de faim et de satiété, prévenir le surmenage et favoriser une relation saine avec la nourriture. L'alimentation consciente implique de prêter attention aux aspects sensoriels de l'alimentation, tels que le goût, la texture et la satisfaction, et de cultiver une attitude non jugeante envers les choix alimentaires et les comportements alimentaires. En accordant attention aux signaux de votre corps et en pratiquant l'alimentation consciente, vous pouvez prendre des décisions éclairées sur quand, quoi et combien manger, favorisant ainsi le succès à long terme avec le cyclisme des glucides.

**5. Consistance et patience:** Atteindre le succès à long terme avec le cyclisme des glucides nécessite de la consistance et de la patience. La perte de poids et les changements de composition corporelle prennent du temps, et les progrès ne sont pas toujours linéaires. Il est essentiel de rester engagé envers vos objectifs, de rester cohérent avec votre protocole de cyclisme des glucides et de faire preuve de patience dans le processus. Célébrez les petites victoires en cours de route, concentrez-vous sur la mise en place de changements de mode de vie durables et ayez confiance en votre capacité à atteindre vos objectifs de santé et de forme physique à long terme avec dévouement et persévérance.

En conclusion, le cyclisme des glucides peut être une approche efficace pour atteindre la perte de poids et améliorer la composition corporelle lorsqu'il est mis en œuvre avec durabilité, une alimentation équilibrée, de l'exercice régulier, une alimentation consciente, de la consistance et de la patience. En intégrant ces principes dans votre régime de cyclisme des glucides et en adoptant une approche holistique de la santé et du bien-être, vous pouvez connaître un succès durable et profiter des avantages d'un mode de vie plus sain et plus heureux pour les années à venir.

Printed by Amazon Italia Logistica S.r.l.
Torrazza Piemonte (TO), Italy